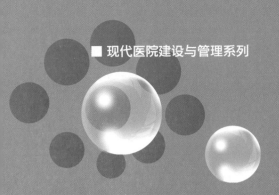

现代医院建设与管理系列

Dietary Management of
Modern Hospitals

丛书主编◎陈 智 张新跃 朱 慧

现代医院
膳食管理

主 编◎邵浙新 李 娟

U0221363

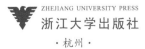

ZHEJIANG UNIVERSITY PRESS
浙江大学出版社
·杭州·

图书在版编目(CIP)数据

现代医院膳食管理/邵浙新,李娟主编. —杭州：
浙江大学出版社,2024.7
ISBN 978-7-308-24591-3

Ⅰ.①现… Ⅱ.①邵… ②李… Ⅲ.①医院－膳食－
管理 Ⅳ.①R459.3

中国国家版本馆 CIP 数据核字(2024)第 025039 号

现代医院膳食管理

邵浙新　李　娟　主编

责任编辑	殷晓彤
责任校对	张凌静
封面设计	续设计—黄晓意
出版发行	浙江大学出版社
	（杭州市天目山路 148 号　邮政编码 310007）
	（网址：http://www.zjupress.com）
排　　版	浙江大千时代文化传媒有限公司
印　　刷	浙江省邮电印刷股份有限公司
开　　本	710mm×1000mm　1/16
印　　张	13.75
字　　数	300 千
版 印 次	2024 年 7 月第 1 版　2024 年 7 月第 1 次印刷
书　　号	ISBN 978-7-308-24591-3
定　　价	69.00 元

编委会

丛书主编:陈　智　张新跃　朱　慧

本书主编:邵浙新　李　娟

本书副主编:庞云芬　项紫冠

本书编委(按姓氏笔画排序):

阮佳璐(浙江大学医学院附属第一医院)

杨　齐(浙江大学医学院附属第一医院)

杨峰亮(浙江大学医学院附属妇产科医院)

张梦娇(浙江大学医学院附属第一医院)

陈文静(四川大学华西医院)

陈似尔(浙江大学医学院附属第一医院)

林瑞湖(浙江大学医学院附属第一医院)

周欣宇(浙江大学医学院附属第一医院)

施悦岚(浙江大学医学院附属第一医院)

曹煜之(浙江大学医学院附属第一医院)

前　言

民以食为天。饮食不仅是人们健康生活的基础,更是一种文化和精神的体现,给人们带来温暖与幸福。医院膳食对于患者康复至关重要。医院膳食服务在注重色香味俱全的同时,更应注重营养搭配,结合患者病情提供营养科学的膳食方案,同时还应关注服务对象的心理需求与情感关怀,体现膳食服务的温度。

医院膳食管理是后勤管理中不可或缺的重要环节。优质的膳食服务在一个医院食堂投入运行的背后,凝聚了管理者大量的心血。从建设之初的规划设计,到设备购置、环境布置、厨师配备、食材选择、菜品设计、品质控制、食品安全……每一个环节都体现了膳食服务的精细化管理,每一个细节都展现了医院独有的膳食文化。现代医院膳食工作更为注重创新,无论是制度流程的标准化建设,还是餐饮服务的数智化应用,食品安全的系统性保障等,无一不体现了中国式现代化建设进程中的现代膳食管理理念,以质量和效率为核心,持续提升医院膳食服务品质,打造令人满意的优质服务。

本书以浙江大学医学院附属第一医院(下称"浙大一院")膳食服务体系建设为基础,聚焦医院膳食工作的建设、管理、安全、服务,以及发展与未来五个方面,深入探讨膳食管理的理论与实践,并通过翔实的案例,展现医院膳食服务与膳食文化的融合,建立了一套现代医院膳食服务管理体系,为医院膳食管理工作者提供一个全面系统的参考和指导,为医院膳食管理事业的发展注入新的活力和动力,以现代化、标准化、规范化的膳食管理,为医院高质量发展助力。

　　书籍是知识的摇篮，实践是创新的摇篮。愿本书成为您在医院膳食管理道路上的良师益友，不断激发您的探索与创新，陪伴您一起开启现代医院膳食管理的广阔未来！

目　录

第一篇　建设篇

第二篇 管理篇

第三篇 安全篇

第一篇

建设篇

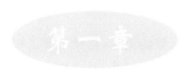

第一章

医院膳食场所建设

近年来,随着现代科学技术的快速发展,大量新技术、新设备、新理念进入医院餐厅和后厨,其餐饮服务项目更新换代、迭代升级。

医院膳食场所有其特殊属性,作为特定餐饮服务提供者,对各方面要求更高,更为严谨,从选址、规划设计到实施,不仅需符合国家市场监管部门相关法律法规的规定,还要符合卫生监管部门对医院场所的行业要求。

第一节 医院膳食场所建设规划

随着社会的发展和人民群众生活水平的不断提高,食品安全问题越来越受到广泛关注,餐饮服务机构的食品安全与卫生也备受重视。餐饮机构管理者从基础建设开始就应秉承安全、效益、文化的理念,从空间规模、布局方式、运营模式等方面做好建设规划。

考虑到医院膳食服务的特殊性,医院餐厅应设置自选餐厅、自助餐厅、美食广场、咖啡休闲吧、体检餐厅、营养厨房、医护人员就餐区(位于手术室、监护室、急诊室等)及智能化售餐区,同时应增加社会化餐饮服务空间作为有益补充。

对餐饮机构管理者而言,不仅要考虑厨房大小、食品加工、膳食出品等问题,还要考虑选址、功能区规划、后厨流线设计、就餐区动线设计及设施设备布置选型、餐饮服务多元化等因素,因而前期的建设规划就显得尤为重要。

一、医院膳食场所设计的必要性

以往很多医院对餐厅的整体设计没有引起足够的重视,建设经费也相对紧张。没有专业设计团队支持,仅仅套用类似的设计模板,且这块工作也往往安排比较靠后,大多在房子开始建造后甚至房子已经封顶了才开始考虑餐厅的规划。

这种模式仅能满足最基本的用餐需求,空间设计相对滞后,导致厨房设置不合理,最后只能将就使用。而后期的改造非常麻烦,会掣肘于前期建筑结构预留条件的限制,改造成本也会增加。

其实膳食场所设计是一项非常严谨且有着许多国家规范要求的工作。厨房内部各功能都有相关的流线要求,往往一个厨房出入口位置的变动就会导致全部方案的不成立。因此,膳食场所设计至关重要。

在餐厅建设前期进行调研,可以为后期设计与规划提供参考数据,减少不必要的返工以及后期改造,让膳食场所规划更具科学性与前瞻性,从而优化前期的建设预算及减少后期的改造成本。

二、组建调研小组

调研一般由医院分管后勤的领导总负责,由建筑设计院、基建部、膳食科、营养科、院感科等相关人员组成筹建(改造)小组。调研内容应依据院区规模、服务人群、管理布局、经营模式等来综合考虑。

三、调研内容设计

调研方式可采取外部调研与内部调研相结合的方式,通过对外单位考察、专业人士座谈、科室走访、问卷调查等方式完成较为系统的调研内容。

1. 外部调研

(1)调研范围:社会餐厅、高校食堂、行业餐厅。

(2)调研类型:自选餐厅、自助餐厅、风味餐厅、特色小店等。

(3)调研空间:独栋建筑、附建多层或高层的建筑空间(含地下室)。

（4）调研功能区：食品处理区、就餐区、辅助区及专间等。

（5）设施设备调研：使用功能需求收集、匹配设施设备选型、设施设备品牌选择等。

2．内部调研

（1）就餐人群：职工、患者及其家属。

（2）餐厅类型：自选餐厅、自助餐厅、零点餐厅、风味餐厅、西点房、咖啡馆等。

（3）服务方式：堂食服务、打包自取、送餐服务、个性定制等。

四、建设依据

1．政策法规类

医院餐厅的建设应符合以下法律法规：《中华人民共和国食品安全法》《食品经营许可管理办法》《餐饮服务食品安全操作规范》《餐饮服务提供者场所布局要求》《浙江省食品经营许可实施细则》《食品经营许可审查通则（试行）》。

2．行业地方标准类

在符合政策法规的前提下，下面这些行业或地方标准也可作为参考依据：《饮食建筑设计标准》、浙江省餐饮服务食品安全监督大中型餐饮动态等级评定标准（达到 A 级标准）、浙江省伙食专业委员会《浙江省高等学校公益性食堂标准化建设草案》。

第二节　医院膳食场所设计

医院膳食场所是生产和销售食品的一个复杂综合体，有满足销售需求的门厅，有满足生产需求的厨房，有满足大规模就餐需求的餐厅，还有其他配套的服务设施。不论餐厅的形态、类型，文化背景、文化品位，空间大小、空间形式、组合方式，都必须从实际功能出发，注重餐厅空间设计的合理性。

一、医院膳食场所特性

1. 就餐人群多样性

医院就餐人群比较复杂,主要包括对内、对外两类:对内人员包括本院职工及第三方服务人员,如医生、护士、保安、护工、物业员工等;对外人员包括住院患者及其家属、门诊患者及其家属、体检人员等。

2. 就餐类型多样化

根据就餐人群的不同、服务方式的不同,需要设置不同的餐厅。

针对本院职工,可设置职工自选餐厅、风味餐厅、自助餐厅、专家教授自助餐厅(兼培训会议餐厅)以及第三方服务人员餐厅(如有条件),为无法外出就餐人员开设手术室自选餐厅、ICU自选餐厅、盒饭配送服务以及智能保温自助取餐柜等。

针对外来人员,为住院患者及其家属提供盒饭送餐服务,为门诊患者及其家属提供对外餐厅,为体检人员开设体检自助餐服务等。

二、医院膳食场所选址

医院膳食场所选址必须符合当地城市规划以及食品安全、环境保护和消防等管理部门的要求。

选址时应严格执行当地环境保护和食品药品安全管理部门对粉尘、有害气体、有害液体、放射性物质和其他扩散性污染源距离要求的相关规定,与其他有碍公共卫生的开敞式污染源的距离不应小于25m。

应具备人流出入口和货流出入口分开条件。

应采取有效措施防止油烟、气味、噪声及废弃物对邻近建筑物或环境造成污染,并应符合现行行业标准《饮食业环境保护技术规范》(HJ 554—2010)的相关规定。

建筑物的厕所、卫生间、盥洗室、浴室等有水房间不应布置在厨房区域的直接上层,并应避免布置在用餐区域的直接上层。

如有条件,尽量避免将餐厅设置在地下或顶楼。

三、医院膳食场所功能区规划

医院膳食场所功能空间可划分为就餐区域、食品处理区域和辅助功能区域三个区域(见图 1-1)。

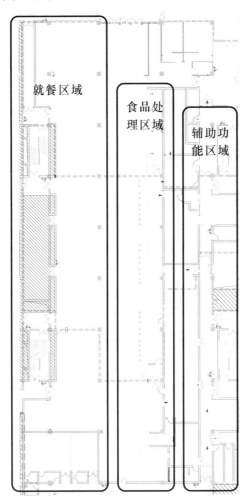

图 1-1　医院膳食场所功能空间划分

(一)就餐区域

1. 门厅

门厅是进入餐厅的入口。入口在满足疏散要求的同时还应体现餐饮的标识特征,设置存包处、存衣处等,同时需配备洗手区,有条件的可设置公共卫生间(卫生间宜利用天然采光和自然通风,并应配备机械排风设施)。卫生间设施数量的确定应符合现行行业标准《城市公共厕所设计标准》(CJJ 14—2016)对餐饮类功能区域公共卫生间设施数量的规定及现行国家标准《无障碍设计规范》(GB 50763—2014)的相关规定。

2. 用餐区

(1)根据餐厅定位,可设置就餐大厅、雅座、包间、宴会厅等,应以多种有效的手段来划分和限定各个不同的用餐区。

(2)用餐区域室内净高不宜低于 2.6m,设集中空调时,室内净高不应低于 2.4m。

(3)设置夹层的用餐区域,室内净高最低处不应低于 2.4m。

(4)用餐区域采光、通风应良好。天然采光时,侧面采光窗面积不宜小于该餐厅地面面积的 1/6。直接自然通风时,通风开口面积不应小于该餐厅地面面积的 1/16。无自然通风的餐厅应设机械通风排气设施。

(5)位于二层及二层以上的大型和特大型餐厅应设置自动扶梯或电梯。

(6)餐厅内应有宜人的空间尺度和舒适的通风、采光等物理空间,这也是餐厅设计的基本原则,面积可根据餐厅的规模与级别来综合确定。

(7)各种功能的餐厅应有与之相适应的餐桌的布置方式和相应的装饰风格。装饰材料应主要选用天然的材质,以给人温暖、亲切的感觉。

(8)顾客就餐的活动路线与送餐的服务路线应分开,避免重叠,同时还要避免厨房的油烟进入餐厅。

(9)餐厅内部的格局要满足不同功能的空间布局、合理的座位安排及充足的餐位数等基本功能要求。座位安排一般按每座 1.0～1.5m 计算,布局应合理,点面结合,错落有致,还要有完善的动线安排,包括客人的人流格局、服务人员的人流格局、产品流线格局。人流线路安排工作的基本要求是:尽可能分流,进出门分设,客用通道与服务通道相对分离,避免交叉碰撞,尽量选取直线,避免迂回曲线,通道的宽度要符合营业服务的需要。

(10)充分运用信息化手段,配置相对先进的智能厨房设施设备。按照不同服务内容,实现多种结算方式并存,包括智能结算、无感支付、自助结算、无人售卖。个别餐厅可安排成熟的刷脸结算系统等。

(11)室内装修:地面静摩擦系数 COF≥0.6;根据"阳光食堂"建设需求,应设视频监控系统,各层售菜窗口上方应有电脑显示屏。

(二)食品处理区域

厨房虽然不被消费者直接使用,但在膳食场所中占据非常重要的地位。厨房控制着所有食品的品质,是整个食品生产安全的核心,因而科学的设计和布局对厨房区域布局至关重要。

1.厨房设计基本要求

(1)遵循人货分流,生熟分流的原则。

(2)遵循污区、半清洁区、清洁区分离的原则。

(3)生产经营场所与非生产经营场所分区布局。

(4)3.2m≤主通道净宽≤4.0m。

(5)保证加工区域货流的便捷性。

(6)加工区域明沟间隔设置排水篦子及清理孔,墙面瓷砖到顶,地面采用耐磨防滑材料(潮湿地面湿态防滑值 BPN≥60)。

(7)车辆单行,进出口尽量宽敞。

(8)净菜电梯与泔水电梯分离,可以背靠背。

(9)熟食电梯(主要为米饭等快餐等)与生食、泔水电梯分离,并靠近食品加工区,便于搬运。

(10)推行集中验收机制,设置物品验收区域。

(11)厨房区域各类加工制作场所的室内净高不宜低于 2.5m。

(12)各类加工间的工作台边或设备边之间的净距应符合食品安全操作规范和防火疏散宽度的要求。

(13)厨房有明火的加工区应采用耐火极限不低于 2 小时的防火隔墙与其他部位分隔,隔墙上的门窗应采用乙级防火门窗。

(14)备餐间传递窗以双向保温柜代替,双向保温柜间距≤2.0m,宽度≤0.8m。

(15)二次更衣室是售卖间人流的唯一通道。

(16)备餐间有独立且唯一的熟食(物流)通道。

(17)保洁间是售卖间物流(餐具)的唯一通道,保洁间面向后厨区域和餐厅区域分别开门,即人流通道。

(18)毛菜、净菜电梯与熟食电梯独立专用,并与对应的加工区直接相连以便于装运。

(19)各档口和中餐独立分区,水、电、气分开装表。

(20)餐厅设置固定的汤水、筷子等发放区域。

(21)辅助用房中,外垃圾房应按规定建立,与餐厅建筑物的距离>50m,空间要大(至少能盛装 12 只 120L 泔水桶,6 只 240L 厨余垃圾桶,12 只 240L 其他垃圾桶,以及不小于 $10m^2$ 的可回收垃圾储藏间),垃圾车行驶路径与就餐道路分离。

(22)设计后厨区域下水系统。后厨地砖采用防滑石。铺砖时在已确定电器位置的情况下,地砖中最好用黄色砖隔出电器固定位置。后厨各独立封闭区域均要有换气装置,加装空调。烹饪间设置装有空调的净菜间,设置专门的灭火装置存放处。

(23)蒸煮间设置有利于蒸抄收排放、不透水、易于清洁的穹顶和下水排水系统。

(24)设立厨房用餐具清洗消毒间,与厨房相连,并将排水管道设置成沟槽。

(25)自助餐区域应与其他区域有较明显的隔断,但不能全部隔断。小炒就餐区应与包厢区相连。

(26)早餐供应售卖区装修成可现场烹炸的,早餐售卖窗口与自助餐区域相连。

(27)所有操作间定制并安装不锈钢地沟、不锈钢墙面,吊顶宜采用易清洁的铝扣板。

(28)集中加工处理区的货运电梯应分别设置生食、熟食及垃圾专用电梯,且各电梯与相应区域直接连接,并采用就近原则。

(29)民族餐厅所有供餐设施设备、工具用具、加工处理区域、餐具回收保洁等均须与其他餐厅明显分离,独立运行。

2.厨房功能区(间)

主操作功能区包括验收区(含农药残留检测)、仓库区(主食仓库、副食仓库、日用品仓库、调味品仓库、危险品仓库、一次性用品库等)、蔬菜加工区域(包括粗加工间、清洗间、切配间、临时存放间等);荤菜加工区域(包括冷藏冷冻库房、肉类加工间、禽蛋类加工间、淡水产加工间、海水产加工间等);冷藏冷冻库房(水冷型,冷藏冷冻各 1 间,每间容积≥30m³);烹饪间;面点间、蒸饭间;配餐间(包括职工盒饭配餐间、患者及其家属盒饭配餐间及二更间);餐车清洗保洁区(餐车清洗车停放间);售餐区(含留样间);功能不同的独立专间[如西点裱花间、大众快餐的冷(热)菜间及二更间等]、清洗保洁区(洗碗间、消毒保洁间)。

(三)辅助功能区域

1. 主要配套

冷藏冷冻库房(水冷型,冷藏 2 间、冷冻 2 间,每间容积≥30m³),客梯、货梯若干(洁污分离、生熟分离),原材料化验检测,消防系统(与整体建筑相配套及自动喷淋装置),厨房排油烟系统(根据产生油烟量进行整体测算,油烟净化及噪声控制,燃气或电力烹饪设备上方自动灭火装置),新风系统(与排烟系统相配套,建议达到排烟量的 70%～80%,如有条件可以考虑全空调风或者考虑补新风与岗位送风相结合方式),监控系统(与"阳光厨房"建设相结合),厨房排水隔油系统(根据厨房整体排水量合理设计隔油池),结算系统(含自助点餐、结算系统、无人售卖系统等)。

2. 辅助配套

淋浴间、洗衣房、杂物仓库、泔水处理车间、工具间、垃圾分类储存间(其他垃圾、厨余垃圾、可回收垃圾等)。

四、食品处理区流线设计

厨房区域应按原料进入、原料处理、主食加工、副食加工、备餐、成品供应、餐用具洗涤消毒及存放的工艺流程合理布局,食品加工处理流程应为生进熟出单一流向,并应符合下列规定:①副食粗加工应分设蔬菜、肉禽、水产工作台和清洗池,粗加工后的原料送入细加工区且不应反流;②冷荤成品、生食海鲜、裱花蛋糕等应在厨房专间内拼配,在厨房专间入口处应设置有洗手、消毒、更衣设施的通过式预进间;③垂直运输的食梯应原料、成品分设。

五、就餐区动线设计

就餐区动线设计是指就餐人员在餐厅内流动的方向和路线的设计。动线设计的目的是使就餐人员比较容易把握、理解项目布局的逻辑性,让就餐人员在点餐、就餐、出入的过程中能流畅而有序地行动,使空间利用效率更高。

以就餐人员为对象设计的动线一般可分为横向动线和纵向动线。一般来说,自选区、自助区餐线的动向设计考虑使用横向动线,就餐人员可以横向顺着队伍前行,在排队时就能浏览完所有菜品并作出选择,结账后再继续向前走入就餐区。而对于菜品选择较少的特色档口,则可以采取纵向动线,就餐者面朝档口方便在等待时依照前方屏幕菜单选择自己需要的餐品,待到档口前已做好消费决策。在纵向动线设计时可考虑将点餐与取餐设置在不同的区域,避免档口拥挤;同时为防止纵向队伍过长,可做蛇形排队引导,为主通道留出足够的通行空间。

每个餐厅都有自己的特点,餐厅动线设计是一项非常复杂的工程,它既要考虑餐厅的定位、菜品种类、人均消费,又要考虑餐位的数量、餐桌椅的尺寸、形状、流线等。因此,不能直接照搬别人的动线设计方案。

六、餐厅设施设备布置及选型

1. 就餐区配置重点

(1)就餐区平面布局应当注意动静划分、虚实关系的把握,采取主次分明、重点突出的布局方式。

(2)要注意空间的开敞性与私密性的尺度,通过餐桌椅的选择与摆放形式、间距,或者设置隔断来实现。

(3)就餐区在开餐时段人流量大,需特别注意地面防滑,建议地面静摩擦系数 COF$\geqslant$0.6。

(4)在桌椅选择方面,特色餐厅多以圆桌、卡座为主,色泽应以暖色调为主,做到柔软舒适,材质应易于清洁保养;甜品咖啡厅多以 2 人或 4 人座等小型就餐单元为主;有条件的情况下可配置宝宝座椅。

(5)在灯光选择方面,照明应集中在餐桌上面,光线柔和,就餐的色彩应素雅,以暖色调为主,灯光强度应处于 150～500lx(可调光),Ra 建议 90;墙壁上可适当挂些风景画、装饰画等。

2. 厨房功能配置重点

(1)笔者所在医院已有部分院区采用"全电厨房"设计,从源头上杜绝了明火,大大提高了厨房的安全系数。全电厨房从结构设计和工艺上解决了传统炉灶卫生死角的缺陷,杜绝了燃气、明火等带来的安全隐患。

(2)厨房垃圾房应考虑温度控制,有条件的可设置垃圾冷库。供餐规模较大的厨房可配置垃圾处理系统,可极大地减少垃圾存量。另需配备通风以及紫外线灯杀菌消毒等设施设备。

(3)洗碗间可考虑自动化、智能化设备,餐具可通过传送带传送到洗碗间,经过自动分拣的餐具及餐盘进入不同的洗涤设备进行清洗消毒。餐厨垃圾自动通过垃圾处理设备粉碎压缩处理。工作人员只需在后端把洁净的餐具放入保洁柜即可。智能化的设备可减少更多的用工成本,也减轻了工作人员的工作量。

(4)粗加工及切配区域大部分食材的处理可由机械设备代替,如洗菜机、切菜机、土豆去皮机、肉类加工机械等设备。

(5)烹饪区可考虑融合部分智能化设备,如万能蒸烤箱、炒菜机器人等。厨师的职能也会因此慢慢地转变,由厨师转变为产品研发人员及设备管理员,要让设备去发挥更大的作用,让厨房菜品的出菜标准化、规范化,用科学的数据来保证菜品的安全、健康。

(6)厨房的通风情况和温度环境也非常重要,应合理地配比排油烟量、新风量及空调量,使厨房形成微负压,以免气味传到其他区域。同时也要保证厨房各操作区的合理环境温度,特别是操作专间温度,符合食品安全操作规范要求。

(7)厨房的地面应考虑地砖的防滑性、卫生清洁的方便性、地沟排水的通畅性,做好排水防臭措施。病房送餐配送区域设置应考虑分餐的便利性,由配餐间传送到装车区可应用传送带。所有病房收回的餐具及餐车应有专用的清洗消毒间。

第三节　医院膳食场所建设施工管理

在建设施工过程中,为了方便建设项目的管理并提高管理的质量,应对设计图纸、施工现场及竣工验收环节进行相应管理。

一、设计图纸管理

设计图纸分为几个步骤:功能布局设计阶段和初步设计阶段,和施工图纸设计阶段。由设计单位提供建筑平面图纸,餐厅专项设计出具餐厅平面图纸及水电图纸等,设计单位各专业进行深化设计,并出具施工设计图。一般包括平面图纸、墙体图纸、供水排水图纸、电点位图纸、排油烟图纸、新风补风图纸、暖通图纸等。

在功能布局设计阶段和初步设计阶段,建议与设计院设计团队进行全面沟通,主要关注流线,洁净区、半洁净区、污区之间的走向,员工流、物流、污物流的设计。在施工图纸设计阶段,主要关注室内装修、排烟、排水、电线等用材,材料的易清洁程度、防滑程度;新风补风量建议达到排烟的70％以上;排水放坡建议达到3‰。

二、施工现场管理

深化设计并确认图纸后,现场应重点抓好施工现场管理工作,有效推动整体工程,协调各相关协作单位和部门,如协调好现场交叉施工、解决施工矛盾。

首先,要熟悉图纸,包括各区域功能的特点及使用需求等;其次,要熟悉建筑标高、防水、装修、机电配置等的要求;再次,要了解各专业施工的方法、顺序,做到预测隐蔽问题和在一定程度上减少未来的不确定因素。

在施工过程中,建议定期召开施工监理会议,重点关注所要求的点位是否均已布置到位,是否有遗漏以及在施工过程中存在的问题,特别是涉及厨房设备对应尺寸,包括大型设备(米饭线、洗碗机等)的进场安装是否保留足够空间等。

三、医院膳食场所竣工验收管理

医院膳食场所工程的基本建设步骤包含早期的设计规划、中后期的合理布局、室内装修及中后期的厨具设备安装等。

医院膳食场所工程竣工验收主要包括以下几个方面。①排水：放坡倾斜度是否达到要求（一般为2％）；②地面防滑系数是否达标；③电量：需要对所有用电设备进行压力测试，检查是否存在跳闸等情况；④排烟：是否能够达到排烟效果，特别是管道末端；⑤补风（暖通）：是否达到指定补风量，特别是管道末端。

第二章

医院膳食设施设备建设

随着医院的快速发展,医护人员、患者及其家属人数增长迅速,随之而来的是医院膳食部门巨大的供餐压力。单靠人力完成几千人甚至上万人的集中供餐必定会捉襟见肘,此时适时采用自动化的设施设备,既可以提高生产效率,又可以降低人力成本。

本章针对笔者所在医院使用的新型设施设备进行初步的运用探讨。

第一节　粗加工设施设备

为保证菜品出品的质量、口味的统一,保证原材料的新鲜程度和时效性,降低人力成本,医院膳食管理部门可根据内部条件选择性地采用中央厨房的加工模式。

中央厨房又称中心厨房,其主要生产过程是将原料按照菜单加工为成品或半成品,配送到各餐厅进行后续烹饪操作或组合后销售给医院职工等就餐消费人员。为保证原料加工的便捷性,减少人工,可在中央厨房配备切菜机、去皮机、连续式洗菜机、切鱼机等原材料加工设备,通过快速简便地处理原材料,提高中央厨房的运作效率。

对于大型公立医院膳食部门来说,设立中央厨房,可通过独立、集中、标准化的加工操作,形成一条模式化的生产流水线,满足大批量、标准化半成品稳定持续生产的需求,经加工后的半成品可直接用于烹饪,或制作包装成净菜出售给医院职工。

中央厨房加工设备可根据加工食材不同分为蔬菜加工设备、肉类加工设备、水产加工设备等。笔者所在医院的中央厨房所用设备以蔬菜加工设备为主。

一、蔬菜加工设备

(1)切菜机:可将根茎类、叶菜类等蔬菜根据厨房生产烹饪需求切成丁、片、丝条状,适用于萝卜、马铃薯、青菜等加工。

(2)去皮机:适用于马铃薯、萝卜、莲藕、甘薯等根茎类蔬菜的去皮加工。

(3)连续式洗菜机:可清洗加工后的根茎类、叶菜类蔬菜,便于后续的食品加工。

二、肉类加工设备

(1)绞肉机:将肉类直接搅成肉末,用于中点、菜品制作。

(2)切肉机:对冻肉、冻鸡、冻鸭进行切块、切条等操作。

(3)肉片肉丝机:可将新鲜肉按要求切片、切条等操作。

三、水产加工设备

切鱼机:根据厨房的生产烹饪需求,根据餐厅当日的菜谱,设置自定义厚度后可将鲜鱼或微冻鱼切成块状、片状等。

第二节　烹饪间设施设备

一、全自动米饭生产线

全自动米饭生产线是指通过机械化手段,将原有的洗米、浸泡、蒸米、扒松这一系列蒸饭流程通过自动化设备完成,以此解决传统人工蒸饭过程中存在的效率低、出品质量不稳定等问题。

对于医院餐厅,特别是大型公立医院餐厅来说,使用全自动米饭生产线可增大米饭产量,能满足其大型员工餐厅及患者餐厅等的供餐需求。全自动米饭生产线简化了蒸饭程序,具有全电脑智能控制、自动化作业等特点,能有效降低人工成本。以笔者所在餐厅为例,单餐用餐人数约4000人、日均大米使用量为750千克,原先需四人完成的工作只需两人即可完成。此外,全自动米饭生产线最大的优点是其生产的米饭出品质量稳定、香糯可口、软硬适中。

二、全自动炒菜机器人

在构建中央厨房的加工模式中,引入工业化的设备必不可少。全自动炒菜机器人可极大地缩短烹饪时间,提高出菜速率,降低人力成本,增加厨房使用面积。与此同时,可设定全自动炒菜机器人菜谱的油盐比例,为医院职工、住院患者及其家属提供标准化饮食,稳定菜品质量及口味,提高就餐满意度。

第三节　消洗设施设备

一、全自动洗碗机

全自动洗碗机的一般洗碗流程为清洗、喷淋、高温烘干及消毒,清洗效果较好,清洗后的餐具需定期进行细菌学检测并符合标准。根据工作方式不同,全自动洗碗机分超声波洗碗机、揭盖式洗碗机、通道式洗碗机以及长龙式洗碗机,可根据用餐人数、场地大小、用餐场景等角度选择相应的洗碗机。

对于大型医院膳食部门而言,如果平均单餐用餐人数超过600人,可选择长龙式洗碗机。在洗碗机安装过程中,需注意洗碗间的排烟量等通风条件,避免环境温度过高而造成洗碗间工作人员操作不便。

笔者所在医院膳食部门采用履带拨齿式全自动洗碗机,一小时内可清洗3600～5000个碗。使用全自动洗碗机的清洗效果较人工清洗的相对稳定,且可节约人力成本,提高每餐中的餐具轮转效率。

二、餐厨垃圾处理机

餐厨垃圾处理机可以处理剩菜、剩饭、菜叶等生活饮食中所需用的来源生料及成品或残留物等厨余垃圾。可极大地减少水分,避免食物垃圾因长时间储存而滋生细菌、蚊虫或产生异味,从而有效优化环境。

使用餐厨垃圾处理器可以有效减少厨余垃圾,减少垃圾运收过程中可能造成的二次污染,并可降低垃圾运收处理的难度和成本,提高资源回收效率。

以笔者所在医院的膳食部门为例,使用餐厨垃圾处理机后垃圾减量率超过80%。

第四节 物流运输设施设备

一、箱式物流输送系统

箱式物流输送系统是一种将输送物资如餐厅饭菜放入大容量周转箱,通过周转箱在物资输送起始站与物资输送目的站来回传递,以达到物资输送目的的新型医院智能物流输送系统。

对于大型公立医院膳食部门,可运用箱式物流输送系统运送餐品。为区别餐品与运送药品、标本及其他物流箱,医院膳食部门可根据使用需求定制适合打包餐盒宽度的周转箱。医院膳食部门使用的周转箱需具备隔热功能,送餐人员只需提前设置好运送目的地,将餐品放入周转箱,无需推车,箱式物流输送系统即可在相应时间内将餐品运送到相关科室,送餐人员仅需在病区等待周转箱到达即可发放餐品。箱式物流输送系统在医院餐厅的应用,实现了物流、人流的分流,不对诊区、病房平时本就繁忙的电梯造成负担。使用箱式物流输送系统运送餐品时,餐厅工作人员可通过后台实行全程监控,实时进行反馈与提醒,防止运送时间长而导致用餐人员等待的时间延长,进而降低用餐体验感。为确保食品安全,防止交叉感染,每次完成送餐,餐厅工作人员需使用消毒湿巾擦拭周转箱。

二、轨道物流输送系统

轨道物流输送系统是一种需铺设轨道,通过在轨道上运行的小车将物资从起始站输送至目的站的物流输送系统。

与箱式物流输送系统不同,轨道物流输送系统仅适用于运送小型物品。对于大型公立医院膳食部门,轨道物流输送系统可负责为病房运送营养液、餐间点心等。

三、自动导引运输车物流输送系统

自动导引运输车(AGV)是指装备有电磁或光学等自动引导装置,能够沿规定的引导路径行驶,具有安全保护以及各种移载功能的运输车。AGV具有及时、安全、可靠、高效等多个特性。使用AGV物流输送系统运送餐品,相较于箱式物流输送系统具有单次重量大、运输能力强等优势。笔者所在医院的膳食部门共配备8辆AGV,每辆可配送约110份饭菜,可满足两个科室的用餐所需。

第三章

医院膳食智能化建设

第一节　面向医护的便捷膳食服务

下面以笔者所在的医院餐厅为例,列举可在医院餐厅使用的相关系统及消费模式。

一、智能结算系统

根据实际的使用场景及运营模式,智能结算系统包括智能芯片出品、碗具样式出品、菜品识别、智能称重等多种方式。

智能芯片出品是通过射频识别技术(RFID),将具体菜品名称和价格绑定于碗具芯片,并在结算区识别芯片。此类出品方式较灵活,出品价格可自由设定,且无需考虑餐具类型。因此该方式为医院餐厅内自选区主流运营方式。由笔者所在医院的数据得出,餐厅内同时使用两个结算台,可满足单餐超1500人就餐,极大地缩短了就餐人员的排队时间,增加了就餐人次。

碗具样式出品是后台设定餐具形状所对应的价格,结算台通过识别盘子形状统计餐品价格。此方式出品价格单一,且服务员需精准判断菜品对应的盘子。但针对小型餐厅,可满足使用。与智能芯片出品方式相比,碗具样式出品操作模式简单,所需工作人员数量更少。

菜品识别方式更加智能化，通过结算台上的人工智能（AI）视觉判断菜品名称及价格，核算整单单价。此类方式后台维护较为复杂，且存在判断失误的可能。但由于其不用读取芯片，也不用判断碗具类型，操作便捷，受到一部分医院餐厅的青睐。

智能称重方式多用于自选餐区。通过对比托盘重量和菜盆重量，可得出相应菜价。通过由用户自助拿取的方式，减少人员投入并减少浪费。

以上多种结算方式，改变了原有的人工结算模式。对于大型公立医院膳食部门来说，引入智能结算系统能缓解大量就餐人员带来的工作量，节约人力，降低用工成本。经统计，在相同就餐人数的情况下，一台智能结算设备可替代2～3名餐厅工作人员。此外，以往在餐厅使用普通餐盘时，在打餐及结算过程中均可能会出现"人情餐"的情况，如菜品分量不统一，结算不准确等。使用智能结算系统后，餐厅工作人员与就餐职工无需直接接触，能在一定程度上避免"人情餐"的出现，营造公平公正的医院就餐环境。

二、人脸识别支付

人脸识别支付是一种基于人体面貌特征，采用生物识别技术和计算机图形技术处理后进行身份认证的生物特征识别技术，其最大特征是能避免个人信息泄露，并通过电子化手段以非接触的方式准确地对人脸进行识别。职工面部信息与支付系统相关联，通过扫描职工面部信息，再将图像与数据库中的存储信息进行对比，即可在顷刻间完成支付。

作为一种智慧收银手段，人脸识别支付在大型公立医院膳食部门的应用具有高效、错误率低、职工接受度高等特点。基于人流量大的特点，可将人脸识别支付与上述智能结算系统相结合，以有效缩短餐厅客流高峰时段职工等待的时间，在相同时间内增加就餐人数。对于医院职工来说，采用人工智能摄像头进行人脸识别支付效率高，同时省去了随身携带饭卡的麻烦。特别是对于医护人员，无需携带饭卡也在一定程度上降低了院感风险，因此人脸识别支付技术在医院餐厅的接受程度较高，信息化的支付方式提升了职工就餐体验。

三、智能化餐饮平台

智能化餐饮平台是一个能结合钉钉、微信、支付宝、一卡通等软件系统，为医院职工提供就餐咨询、常规时间段点送餐等服务的平台。智能化餐饮平台的业务主流程主要包括手机端点餐 APP 与上（取）菜 APP、叫号 APP，以及与系统外的身份管理、一卡通系统之间的业务交互。通过建设基于手机客户端的点餐系统，智能化餐饮平台能满足医院职工远程餐品的线上预订与支付。除此之外，医院膳食部门工作人员还可以通过 PC 端进行点餐后的数据处理工作，对点餐等情况进行分析统计，有助于提升餐厅的整体服务水平。

智能化餐饮平台流程见图 3-1。

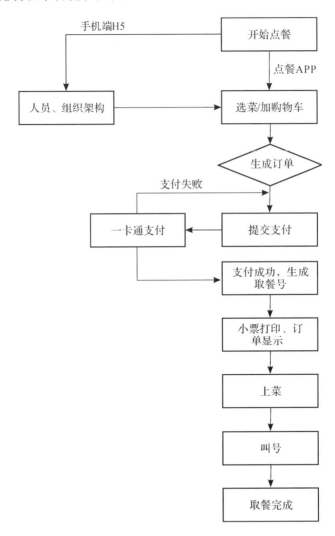

图 3-1 智能化餐饮平台流程

在大型公立医院膳食部门应用智能化餐饮平台,能有效提升医院职工就餐、点餐的灵活性与便捷性,提升职工用餐体验感,提升就餐满意度,同时有助于医院膳食部门工作的改善提升。下面以笔者所在的医院膳食部门为例,列举可在移动端使用的功能。

(一)线上点餐

医院职工可通过手机端 APP,轻松便捷地浏览餐厅每餐所提供菜品的详细信息,自选菜品及数量,提交订单并完成支付后等待取餐号即可。智能化餐饮平台对在线收到的订餐信息进行审核,打印订单票据,医院膳食部门工作人员收到订单后即可及时通知厨房进行菜品烹饪、包装等操作。在备餐完成后餐厅工作人员可通过叫号功能,通知职工取餐。医院职工在收到订单中的菜品后,可点击确认收货来完成整个订餐流程,并可对餐厅的服务、菜品质量等进行打分评价。

智能化餐饮平台将线上点餐功能与职工手机端 APP 相结合在大型公立医院就餐环节中因受众面广、利用率高的特点,优势格外显著。根据点餐项目和内容具有可变更性的特点,医院膳食部门工作人员需根据每日菜品进行实时调整,同时对现有食谱菜单实时维护,修改配料、餐次以及价格等信息。

此外,为了提升膳食服务,膳食科可在点餐系统中设置调查问卷,收集医院职工对菜品质量、口味、膳食服务等的意见和建议,以做出及时反馈与后续改进。

通过"点餐—备餐—出餐"的流程管理,可清晰得出用户的喜好菜品并对其评价反馈,同时,可以缩短了排队和支付时间,适用于快节奏的医护人员。

(二)线上预定

智能化餐饮平台通过智慧化服务功能开展线上预订服务。医院职工在线上购买指定的餐品后,无需前往餐厅现场排队,可自行选择取餐地点与取餐时间,在约定时间到达约定地点取餐即可。

膳食科可依据需求开展净菜预订、家常菜预订、盒饭预订、早餐预订、线上粮油超市等多种预订服务。线上预订服务在大型公立医院餐厅就餐环节中的应用,切实为医院职工节省了排队和支付时间,有助于膳食部门建立以提高"膳食满意、环境满意、服务满意"三满意为目标的智慧膳食管理体系。

四、线上卡务平台

线上卡务平台是指通过微信、支付宝、后台手动录入的方式对现金账户进行充值的平台。膳食管理部门卡务工作人员在为职工创建用户后,平台能自动生成一个现金账户,职工在餐厅进行消费时即可使用该账户内的余额。通过电子优惠券或电子补助的形式,医院职工能直接接收医院发放的福利。卡务人员可根据组织架构或职工类型等选择福利发放范围,精准选择发放的目标人群。

线上卡务平台的日常饭卡管理包含冻结、解冻、激活、补卡、退卡等功能。通常情况下,大型公立医院餐厅由于就餐人数众多,饭卡管理一般为实体卡管理。实体卡可与用户相关联,在刷卡消费时自动查询该饭卡对应的职工信息,对该职工的关联现金账户进行扣费。

此外,线上卡务平台还应具有自助查询信息、自动充值查询管理等功能。职工可直接在手机端 APP 查看饭卡管理中的操作记录,包括操作时间、卡号、持卡人姓名、操作类型(发卡、挂失、激活、补卡、退卡等)、操作金额、操作人等信息,其中的导出操作能方便职工精准掌控饭卡余额。自助充值查询管理系统依托于自助充值机,能为职工提供便利的自助充值和查询服务。自动充值包含现金、支付宝支付、微信支付等多种充值方式,通过电子化手段,省去人工办理与等待时间。同时,自助服务在提高卡务办理效率的同时可免除因人工办公所需的空间、人员等成本支出。

第二节　面向患者的智慧膳食服务

随着我国医疗服务领域的开放和经济的发展,患者对医院服务的要求不断提高,"患者满意度"已被纳入医院管理评价指标。国家卫生计生委发布的《进一步改善医疗服务行动计划(2018—2020)》明确提出要在十个方面创新医疗服务,其中第十条与膳食服务相关,"以后勤服务为突破,全面提升患者满意度,加强后勤服务管理,重点提升膳食质量"。由此可见,患者服务的内涵正在不断完善和延展,膳食服务已成为患者满意度的重要组成部分。

对于患者订餐营养管理,虽然近些年国内各大医院已陆续设立营养科,但对于实际应用中的患者订餐服务,膳食部门仍普遍采用脱离信息系统的传统人工处理方式。人工处理方式在实际订餐工作过程当中存在着较多的不便:①餐厅订餐人员无法及时全面地查看相关患者的健康状况及医嘱信息,患者食用不适合的餐品可能会对其健康造成不利影响;②对于大型公立医院,仅能对患者进行口头营养宣教,宣教工作量巨大且效率低下,患者不易记忆,且没有互动性;③食谱需凭营养师经验计算,制定耗时长或只能套用模板。

患者订餐营养管理系统是基于医院信息平台数据,以提高患者膳食满意度为基本着力点,以标准化、专业化营养膳食为核心竞争力,通过多样化膳食管理模式的有效整合,构建完整的集营养配餐、点餐、备餐、分餐、采购、收费管理等流程于一体的体系,为住院患者及其家属提供专业、全面的营养膳食管理服务,最终实现住院患者满意度的全面提升。

一、食谱及营养维护管理

1. 食谱品类管理

食谱品类管理是指对菜品的价格、食物营养成分、医嘱类别、餐次类别、菜品类别等进行维护。其中,食物营养成分应根据营养科维护的菜品营养成分字典库进行计算。营养科采用食谱品类功能,根据所配置菜品中各食物的含量来计算整套餐品的营养素总和,以此来指导患者的营养配餐。

膳食部门应根据营养科的指导以及患者的饮食医嘱统一制定或修改食谱。食谱品类管理功能包含多种订餐模式、精细化的营养计算分析以及预警,可提供饮食医嘱推荐量自定义,保证大类统一、个体调整的实际配餐需求。食谱品类管理在提高效率的同时兼顾了个体需求,可对普通或小锅菜分别定价,根据餐厅经营需要进行调整、修改、新增和删除。

2. 菜品分类管理

菜品分类管理是指对菜品大类进行分类管理。膳食部门可在后台根据菜品的不同配料含量进行菜品的相应禁忌人群标注,在点餐前端即可实现个性化点餐界面推送。

在患者人数众多的大型公立医院订餐环节中,菜品分类管理的应用简化了订餐流程,避免了订餐人员及患者对饮食禁忌不了解而导致订餐不当的情况发生。

3.医嘱管理

医嘱管理是指患者订餐营养管理系统自动读取医院信息系统(HIS)或电子病历中的医嘱信息,并将这些医嘱与标准医嘱进行匹配,以此作为菜品维护中"医嘱类型"的选择项目。

二、患者及其家属订餐模式

患者和家属有两种订餐方式,分别为自助订餐和点餐员上门订餐。自助订餐指患者可以通过手机支付宝小程序,输入病历号进行点餐,点餐时小程序会根据患者的饮食医嘱自动推送相关菜品信息,用户选择菜品后下单,费用自动计入伙食费。点餐员上门订餐是指针对一些特殊饮食的患者,膳食部门安排订餐人员上门订餐,根据饮食医嘱的标注,控制糖、盐及碳水化合物摄入的总量及最低值的阈值限制。除此之外,部分医院膳食部门还支持工作人员在电脑端后台补订餐,以便满足不同情况患者的订餐需求。

患者及其家属的订餐时间一般为当日订次日餐食,也支持当日加订当日餐食,即主要针对新入院患者提供当日餐食。订单下达后,同步上传到业务报表系统,自动生成采购、烧制、配送、统计等相关报表。

患者可通过支付宝小程序查看适合自己医嘱的相关餐食,按照自己的需要或者喜好来订餐,改善就餐体验,同时增加患者的订餐率。以信息化、智能化的手段来快速、有效、科学地进行膳食管理,对患者饮食进行与医嘱、营养科学相结合的科学的营养管理。

三、订单管理

通过订单管理功能,订餐者有权查看自己所有的订单。包括各订单状态(未付款、已付款、已扣款、已签收、交易完成、未评价、售后等),未付款的订单可以取消,其他订单状态将无法取消;当送餐人员二维码核对成功后,订单状态自动调成已签收,系统可将订单状态系统于次日凌晨自动调整成为交易完成。

四、后厨订单管理

(1)科室分菜单:按照科室对不同饮食类别菜品进行统计,确保不同科室配餐员在粘贴标签时数量一致。

(2)科室送餐单:包含送餐科室、床号、姓名、病历号、点餐内容、点餐数量等抬头信息的表格,主要用于送餐员送餐时核对患者点餐信息,避免多发或漏发的情况。

(3)膳食统计(按灶头):统计各个灶头需要制作的菜品名称及份数、饮食医嘱种类及原料名称数量。为各个灶头的厨师排出任务,方便管理人员后期统计任务量,计算薪酬。

(4)按饮食医嘱统计:根据饮食医嘱进行数量统计,得出不同饮食医嘱的份数,方便管理人员根据不同饮食医嘱的菜单安排报货数量。

(5)采购类别统计:根据菜品名称反算原料并进行采购,对五大类原材料分别进行汇总统计。

(6)膳食标签打印:膳食部门工作人员在发餐前会打印饮食标签,贴在餐盒上,用于发放时核对患者信息,减少送餐误差,方便送餐员发餐。

五、核 销

使用掌上电脑(PDA)扫描患者手环二维码,与订单标贴二维码进行比对,比对一致提示请用餐,比对不一致提示请核对菜品信息。完成点餐到送餐的全闭环流程,减少送餐误差率,提高患者对医院满意度。

六、报表管理

(1)个人消费明细表:可根据病历号、患者姓名、科室床号、日期等多角度查询患者的消费明细表,为患者的伙食费核对提供依据。

(2)就餐率统计表:用于统计科室就餐率。可按照日或月或周进行就餐人次和住院总人次查询,给出某时间段内的就餐情况。膳食部门管理人员可通过就餐率高低进行总结和改进,以更好地为患者提供服务。

(3)科室订餐金额统计:可查询各个科室人员数量及订餐数量、订餐金额等。

(4)订单汇总统计:可根据日期、饮食医嘱、饮食类别等查询订单数量及金额。

（5）食堂经营汇总：可按时间段查询某个院区患者点餐收入汇总，以便后续制作财务报表。

七、收费管理

营养点餐系统对患者在院期间实现了全面的费用管理，体现在以下方面：不同饮食医嘱与不同餐次收费的管理、成年饮食收费与婴幼儿饮食收费的管理、饮食医嘱变更后的费用处理、点餐后退费的处理等。这些多维度的费用管理，有效地杜绝了漏计费、错计费的可能，结合后厨进销存管理系统，自动对采购成本进行统计，有效实现了膳食管理的成本收益核算。

八、相关优势

1. 对于患者及其家属

患者及其家属来院就医或住院，只需医生开医嘱后，可有多种订餐方式订餐，包括订餐员 PDA 订餐、手机支付宝扫码订餐以及电话订餐等，同时也可在手机端查看自己的订餐详情和支付信息，极大地方便了住院患者就餐。

患者及其家属有订餐需求的，在订餐过程中，可直观了解餐厅当天的菜品，并同时根据饮食医嘱的情况以及自己的需要或喜好来进行订餐。这使得错订、漏订等问题大大减少，患者的就餐体验上升、餐厅的订餐率也大大增加。

对于一些大病或者手术等需要专业膳食管理的患者，可以通过信息化、智能化的手段来快速、有效、科学地进行膳食管理，进行能够与医嘱、营养科学相结合的科学医疗级的营养管理。

2. 对于餐厅运营管理工作

为适应主流的运营方式，满足现阶段就餐主体对餐厅提出的新要求，营养点餐系统为运营管理提供了有效支持。

营养点餐系统通过对运营数据的采集、分析和使用，根据就餐主体的需求或者倾向进行菜品的采购、烹饪及配送。营养点餐系统提供了合理途径以满足大量患者换床、换科、退餐、陪护饮食等多样化的膳食整体管理需求。

营养点餐系统提高了营养食堂膳食管理的效率，通过信息化在膳食管理中的应用,有效构建膳食管理配餐、点餐、备餐、分餐、送餐、采购完整的管理体系,从使用情况看,膳食报表实时生成,既无滞后问题,又大大减少了人工统计工作量,使得膳食管理工作事半功倍,大大提高了工作效率。

通过营养点餐系统能有效地得到就餐者的体验反馈,更加有效地补齐相应的服务上的短板。营养点餐系统关注个体疾病和饮食医嘱的差异化,让营养配餐更加人性。同时通过特殊治疗饮食标签的使用,让患者切身感受到这种人性化服务特色。

九、结 论

营养点餐系统使患者点餐变得更加方便、高效、快捷,节省了大量的人力和时间。构建完整、专业的住院患者营养膳食管理体系,实现全院营养膳食流程一体化控制和营养配餐,有效落实了患者的营养治疗,提高了临床营养治疗效果,规范了医院订餐业务各环节的操作流程。

营养点餐系统的量化管理方便医院经营者和决策者更加及时、准确地获得患者的消费数据和管理信息,使医院管理者能动态掌握业务发生过程中各环节的处理情况,从而提高医院的管理效率,改善医院的服务质量,增强医院的竞争力,提高医院服务患者的信誉度,使医院的营养餐管理更加科学化、规范化。

第三节　面向管理的运营支持

一、企业资源计划系统管理

对医院餐厅来说,企业资源计划系统(enterprise resource planning, ERP)管理主要是指对膳食部门经营过程中所需的原材料、调料、配料等进行采购、存储、食品加工以及销售的过程,使膳食部门管理人员可了解原料的备货、使用情况,对膳食部门的经营成本、销售数据分析都有极大的帮助,以便为膳食部门的决策提供依据,并通过对进销存数据的分析,为管理及决策人员提供库存资金占用情况、物资短缺(或超储)情况等信息。进销存管理系统的建设为医院膳食部门建立了信息化、规范化的管理体系,使各环节业务的配合更加紧密,提高了工作效率,为医院职工餐厅全面实行信息化管理奠定了坚实的基础。

以智能电子秤为媒介,以监控系统、电子标签进销存管理系统为支撑,实现从采购下单、供应商订单管理、无人验收、实时入库、出库等闭环管理,同时与现有订餐系统、结算系统无缝衔接,实现采购计划、采购订单的自动生成等。

(一)采购管理系统

1. 采购管理

医院膳食部门食材采购管理系统实现每一步流程需专人专管,并全程由负责人进行监管,使食材采购管理流程高效、便捷、透明。食材采购系统还能及时统计分析食材品种构成,合理安排菜品,既实现了科学营养配餐,又实现了成本的有效控制,也为数据共享、内部控制提供了很好的解决办法。尤为重要的是实现从采购源头溯源进行质量控制。食材采购系统对单位的管理机制的建立起到了积极的推动作用,提高了膳食部门对质量管理的全方位认识。

后厨人员需要对每周菜谱进行菜品物料成分维护,包含主食材名称、规格、单位、含量等多个因素。根据经营类型分为自选餐厅菜单、自助餐菜单、特色档口菜单以及患者送餐菜单,由统一菜品库支撑所有菜单类型,方便膳食部门内部人员进行维护。

2. 合同管理

医院膳食部门通常每年进行一轮招标,包括水产、肉类、蔬菜、水果、禽蛋、粮油等食材类物资。采购管理是指采购人员在招标完成后,根据食品安全相关条例草拟合同,由财务科进行审批,与供应商签订合同,并将签订完成的合同进行电子化的存档(如合需要同进行变更,则经过相应的审批后,进行合同的变更及终止,进行归档管理的一系列过程。

原材料采购管理平台是原材料采购和管理人员专用的平台,通过信息化系统,能够起到原材料采购计划、库存管理、预警等作用,确保采购材料信息的准确性和及时性。

采购人员可在系统上上传采购合同,包含合同名称、起止日期、供应商名称、食材采购名称等关键字,进行电子化存档,且可根据上述关键字进行查找。

3. 供应商管理

供应商管理又叫作供应商关系管理,致力于实现与供应商建立和维持长久、紧密合作伙伴关系的管理思想和软件技术的解决方案。它贯穿于采购管理的全过程:在招标过程中需要对供应商进行评估,考查实力(技术、容量、竞争力)、响应速度(销售速度、质量反应速度)、质量管理等;在招标完成、确认供应商后,需要确认采购的流程和实施、供应商的合同关系管理、供应商绩效管理并建立供应商的管理制度;采购时需要做好采购信息管理、供应商资料实时查询、在线订购等;每次采购结束后对供应商进行绩效评估,包括送货质量、送货及时性、合同条款履行等工作。

医院膳食部门供应商管理系统用于供应商的绩效管理,其可在供应商每次送货完成之后,由采购人员和各大院区厨师长在管理后台对供应商的货物进行评分,包含送货质量、到达速率、破损率、产品相关合格证书、农药残留检测报告及肉类检验合格证等影响因素。除此之外,如在菜品中发现异物且非本餐厅内部物品,则可在系统上拍照反馈,由采购人员根据相关条例对供应商进行处罚。每次送货后的评分也可作为下次招标的参考指标,对餐厅管理者的选择提供依据。

4. 成本核算

食材采购系统与结算系统汇总,形成成本终端进行动态控制,由成本核算管理人员根据食材实际价格日结算和月结算,每周进行市场调研,根据预计成本和实际成本及节余量计算成本率,对膳食部门节约、合理用餐提供数据基础,由点及面进行综合调控。

5. 采购申请单

后厨的管理人员可以基于已发布的菜谱以及预计售卖的份数创建生产计划,系统会自动根据菜肴的原材料含量进行原材料用量计算并预估出原材料成本和综合毛利率,辅助后厨管理人员进行精准化生产;生产计划创建完成后,可直接基于生产计划创建采购需求单并发布给采购人员。

6. 总采购订单管理

采购管理员在收到原料采购申请后,采购员可根据自己的经验和实际库存在收到的申请中,对原料中的某些食材种类的总量进行加减量。所有的原料采购申请都会合并到一张采购单上,采购时自动对应供货商,将不同类型的采购需求分发给供应商。在采购的过程中了解采购情况,保证采购的实施,统计采购结果。

采购管理人员需要了解采购情况,系统可查询某时间段内制订的采购计划,了解计划的执行情况,并每隔一段时间对采购情况进行统计,内容包括已采购的商品名称、规格、数量、平均价格、采购金额等信息。

在采购管理上,如果遇上原材料库存不足,系统则会发出缺货通知,采购人员应该及时通知发布采购计划,而供应商收到供货信息后,应及时编制采购订单和发货单,最后采购员验收原材料,验收合格后入库。

7. 原材料价格监控

在原材料价格监控上,财务部门应通过原材料采购管理系统,对原材料的价格做到实时监控,分析研究原材料价格的变动情况,以方便膳食部门作出更好的采购方案,并做到节约成本。

(二)验收管理

采用智能电子秤进行原料称重,将采集到的数据传输到手持 PDA 中,通过手持 PDA 选择菜品后入库。电子秤包含以下模块:防皮重作弊模块、自动语音报重模块、实时监控防作弊模块、多台联网称重。电子秤称重完成后可自动打印出入库小票,无需手工在后台电脑端打印票据入库,方便快捷。

同时,可将当日蔬菜的农药残留检测报告、产地合格证明,肉类的《动物检疫合格证》和《肉品品质检验合格证》,厂家销售授权证书、食品质量安全认证等证明文件上传系统,进行存档并方便日后查找。

(三)库存管理

完成采购以后,库房管理员可根据采购单号找到对应的采购单。确定原料采购的种类与数量是否正确,确定后进行入库。除此之外,库房管理员还可以进入需要进行库存管理的仓库,对仓库中的库存进行出库、入库、盘点、报损、退货、退料、库存初始化、库存查询等操作。

实现自动计算库存数量和金额的变化,并反映在库存汇总、库存明细表和出入库汇总中,支持商品库存上、下限的设置,自动对缺货或高于库存上限的商品进行报警。可实现根据盘点中的历史数据和现有数据,生成盈亏数量及金额,支持自动生成相应的报损单。对有不同包装的商品可进行单位转换,支持小单位自由领货。最后,可以追溯食材从库存汇总表到库存明细表,再追溯到每个出入库单据中,便于追查数据的来历。

主要功能有如下几点:①对出入库类型、仓库分类、仓库档案进行设置和维护;②对采购入库单、其他入库单、领料单、退料单、调拨单、其他出库单、盘点单等单据进行制作和查询;③月末结账,将每月的出入库单据逐月封存,并将当月的出入库数据记入有关账表中;④对出入库流水账、存货明细账、存货余额表、入库汇总表、出库汇总表、收发存汇总表等日常报表进行查询。此外,库房管理人员等还可对库存统计表、领用汇总表、采购汇总表、调拨汇总表等月度统计报表进行查询。

(四)出入库与退库管理

1. 出入库管理

管理员可在后台的库存管理中对库存进行领料入库、领料出库、退货入库、退货出库等操作,并且可直接在相应操作页面直接查看出入库的操作记录,方便管理员对库存进行统一管理。使用手持 PDA 即可完成出入库操作,使用先入先出的多批次管理,对每一个批次的库存进行精准管理,出库时会按照每个批次的先后顺序依次出入库,并严格按照当时入库的单价出库。相比于传统的平均价出入库不会出现"四舍五入"的情况,统计对账更加精准。

2. 退库管理

对已经出库的物资要求再次入库时进行管理,包括退库品名、规格、批号、退库产品质量,产品退货库存等,记录相关的仓储信息,转交库存统计管理对信息进行统计。

3. 库存统计管理

对入库信息、出库信息、退库信息进行统计,及时给出仓储动态信息并告知相关部门。

（五）多类型、个性化报表

针对医院餐厅管理需求,要求软件能依据不同的条件进行数据查询。如订单号查询、按供应商单位查询、按时间查询等,且能进行条件组合查询。系统可以打印日报表、月报表等多种报表(多种报表格式),也可以按查询结果打印。

(1)采购统计报表:可定期统计每种商品的采购量,包含金额、平均价格、采购数量、生产厂家、规格型号、商品名称等数据。

(2)销售统计报表:统计各类商品的出库、销售记录。

二、数字可视化驾驶舱

数字可视化驾驶舱主要由显示设备、切换控制设备和基础框架设备组成。主要实现监控中心对全网视频统一调用、控制及显示。大屏幕展示视频、报警、地理位置等各种信息;可以通过电子地图直观显示餐饮单位的分布,并调用相关位置的视频;视频轮巡功能,预先设置轮巡列表,人工、自动触发视频轮巡;摄像机云台控制功能,可控制转动、光圈、变倍、焦距等参数;报警视频联动处置功能,可立即响应餐厅内发送的视频报警信息,对报警视频进行实时查看、处置,并可以选择在大屏幕上显示。监管中心电视墙的具体设计以及显示设备的数量应根据中心或平台实时监控的需要、监控系统规模而定,中心或平台应整体布局、按功能分区、保持美观协调。

可按照实际使用需求,增加明厨亮灶监控展示、环境检测、冷链检测、健康证公示及预警、实时人流分析、菜品公示、菜品销量分析以及其他公开信息的展示。

（一）明厨亮灶

深度学习推动餐厅食品安全监管进入智能时代,深入人工智能到监管行业,是食品安全监管领域的一大进步。彻底解决食品安全问题依靠的不仅体现了监管人员的专业性,也需要监管人员的负责尽心。为了根治严峻的食品安全状况,国家食品药品监督管理总局提出了"明厨亮灶"工程的口号,从2015年起,国家食品药品监督管理总局配合国家卫生城市、文明城市建设,在全国推广"明厨亮灶"工程。

为切实响应"明厨亮灶"工程,可将重点操作环节监控并实时投放在餐厅,强化食品安全监督机制,就餐者的监督让员工自律。或建设"开放式透明厨房",操作区域可视化,使后厨"可视、可感、可知",引导公众直接参与食品安全,实现全民监督提高食品安全保障水平。

1. 明厨亮灶摄像头

为了实现对后厨卫生安全 24 小时全天候无盲区监管,同时需要满足联网监管的要求,需要在后厨各个区域安装带红外的高清网络摄像机。摄像机的安装需覆盖原料仓库、清洗区、切配区、烹饪区、留样间及餐具消毒区等全部区域。

(1)原料仓库:实时采集记录仓库所有物品的存放情况;由于原料的储存需要恒温环境,所以选择支持接入温湿度传感器的摄像机,配置温湿度传感器实时采集温湿度数据,并将温湿度数据叠加在视频画面中。

(2)清洗区:清洗区安装的摄像机需保证高清地记录食材清洗全过程,画面应达到食材和操作人员的清晰可分辨。

(3)切配区:切配区安装的摄像机需保证高清地记录食材切配过程,通过采集的视频应可清晰辨认食材和人员操作过程。

(4)烹饪区:考虑到烹饪区域的特殊性,经常会产生大量的雾气和油污。烹饪区域需要安装具备良好的防尘防水能力,同时还应具备一定的防油污能力的摄像机。另外,在烹饪区域安装的摄像机应在不影响摄像机视野的前提下尽量远离灶台,避免明火和高温对电线和设备造成损害。

(5)留样间:留样间安装的摄像机需对准留样菜品储存的冰柜,进行全天候的视频采集;同时,留样设备内应放置温湿度传感器,实时采集并预警设备内部温度,采集的温度数据直接叠加至视频画面合成显示。

(6)餐具消毒区:餐具消毒区域安装的摄像机应对准餐具消毒设备,应完整地记录餐具清洗、消毒的全过程;同时,由于餐具消毒对温度有着严格的要求,视频图像还需支持实时温度数据的叠加。

2. 监控中心建设

监控中心是所有餐饮单位前端监控系统的汇聚点,负责配置管理所在地区监控点的设备,接收视频图像、告警信息等,并通过大屏实时监管。同时,监控平台预留有通信接口,用于与上级其他平台的对接或对外公众开放,并可将选定的视频点位开放至互联网,让公众能通过互联网查看相应的点位的实时视频画面。

(二)环境监测

1. 智能温度监控系统

餐厅内的所有冰箱设备有独立编码,且均配置温湿度传感器,将温度、湿度等数据上传到云端,可通过手机 APP 实时读取云端数据,并通过报警系统反馈给监测者。掌握动态,及时处理。监测者可通过手机客户端可对产生异常数据而发出警报的设施设备及时进行调整,并可进行化霜、报停等操作。

2. 一氧化碳气体报警器

煤或任何含碳物质在不完全燃烧时均会产生一氧化碳。一氧化碳是一种无色、无味、无刺激性的气体,它的毒性主要是影响氧气的供给与利用,造成人体组织缺氧。一般人在意外中毒时无法自我察觉,往往被发现时已进入昏迷状态,酿成重大伤害甚至死亡。因此,一氧化碳被称为"隐形杀手"。

一氧化碳气体报警器是用来检测一氧化碳气体的电子装置,它可以在空气中一氧化碳浓度超标时发出声音或光报警。

3. 智能冷链检测系统

智能化冷链管理系统是指可对仓储环境(包括冷库、冰箱和冰柜等)各系统环节进行实时或历史数据监测、记录和查询功能,提供仓储环境三级报警管理功能,实现冷链管理文档备案,保障冷链系统安全平稳运行。对食品的整个物流环节(包括采购、验收、加工、包装、存储、运输及销售)进行全程的适宜温度控制,最大限度地保持食品的质量安全、减少食品资源浪费、保证社会的健康发展。

(1)建立冷链全程的实时的全面监控:医院膳食部门的冷链检测系统主要安装在各个生食、半成品以及成品冰箱,各操作间以及冷冻库冷藏库。

(2)仓库温湿度监控:针对定点房间提供温湿度监控、记录和报警。主要针对职工配餐间、营养配餐间、冷菜间、裱花间、冷冻库、冷藏库、阴凉库、食品库等,需要做温湿度监控,确保温度不会太高,防止食物变质。

（三）食品安全智慧管理平台

食品安全智慧管理平台通过加入食品安全监测功能让医院职工吃得安全、吃得放心。食品安全智慧管理平台主要从菜品溯源、菜品留样、农残检测三方面来进行菜品的监测。膳食部门可以从用户、菜谱、菜品、原料等多方面追溯菜品的源头，并且搭配农残检测仪，让食品安全透明化。

餐厅食品安全智慧管理平台是基于云计算技术、物联网技术、视频智能分析技术等相结合的一套集成管理监管平台。平台通过影像技术和大数据分析技术解决餐厅每天食品采购索票索证数据采集的问题；通过物联网技术及时预警解决餐厅食品加工制作违规问题；通过视频智能分析技术解决餐厅内部管理不规范问题，达到可视化的目的；通过云计算技术解决餐厅数据管理及餐厅异常事件。

医院膳食部门切实落实食品留样制度，配备专用食品留样冰箱，由专人负责食品留样管理，由此做到食品安全可追溯。

1. 菜品溯源

菜品溯源共分为三个维度，可以从三个不同的方向追寻菜品制作的源头。最大限度地保证就餐人员的食品安全。

（1）按订单追溯：根据用户架构、用户姓名以及领餐时间可以追溯该用户在此时间段内所消费的订单，以及订单对应的菜品、供应商、厨师以及留样情况。

（2）按菜品追溯：根据菜谱日期、餐厅名称、菜品以及餐别等信息可以追溯该菜品对应的供应商、厨师、食品留样情况。

（3）按原料追溯：根据原料的入库信息可以追溯出该原料所对应的供应商，以及使用该原料制作的菜品。

2. 菜品留样

通常菜品留样会保留 48 小时，以方便在做菜品溯源时直接找到当时用户就餐时的菜品。可以通过后台或手持 PDA 上传样品的留样信息。上传后可通过后台查看该菜品所留样品的详细信息，包括品名、日期、餐厅名称、餐别、厨师、留样员、状态等。

如此，当某种菜品在就餐后出现问题时，餐厅可以通过菜品留样信息轻松找到当时出现问题的菜品,帮助餐厅快速定位食品安全问题。

3. 农残检测

农残检测配备专业的农残检测仪,提取菜品至农残检测仪中,仪器会将菜品的农残含量检测出后生成一份数据。检测结果会通过接口传至后台。方便管理人员在后台查看并监测各个菜品的农残含量情况。

第二篇

管理篇

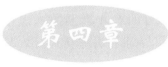

第四章

医院膳食部门人力资源管理

医院膳食部门一般归属于后勤管理,部门的主要职责是职工膳食供应、患者膳食供应、院内会议接待供餐等。因此,医院膳食部门的人力资源管理非常重要,其包含行业岗位设置与分类、岗位职责、薪酬管理、岗位培训、员工关怀等。

第一节　膳食队伍的岗位设置

一、岗位配置的原则和依据

(一)岗位配置的原则

1. 发展战略指导原则

人力资源规划应该与医院和所在部门的发展战略目标相匹配。在制订人力资源计划时,首先要明确医院发展的战略和目标,以及部门为完成这些目标所需要的组织能力。以笔者所在医院的单一院区为例,该院区日门诊量约为 7000 人,开放床位 1500 张。膳食部门对应的单餐次服务职工约2500 人,服务患者及其家属 2000 余人。按照需求配备管理人员 6 人,厨师长 2 人,烹饪组 23 人,服务人员 55 人。

2. 合理性实用性原则

岗位设置的原则是按需设岗、总量控制、结构合理、精简提效。结合后勤膳食工作内容和强度,明确后勤人员岗位职责,岗位配置要因地制宜,如餐线售卖等窗口岗位要配置服务意识强、沟通能力好的人员;发挥好人力资源管理的作用,统筹配置合适的人在合适的岗位上,力求提升整体运行效率和服务质量。

3. 持续改进原则

人力资源配置本就是个持续改进的过程,膳食部门对劳动力的需要受到各方因素的影响。例如,当引进高新科技智能炒菜机、包子机等智能机械化设备后,生产流程改变,可能减少了作业工人数量,但增加了对技术人员的需求。

(二)岗位设置的依据

合理设置岗位是医院膳食管理中的一项基础性工作,可分为"定岗"和"定编"两个模块工作。"定岗"是为完成工作任务明确医院膳食所需设置的岗位;"定编"是指明确医院膳食设置各岗位最适宜的人员配备数量。岗位设置是否得当,对激发员工工作热情,提高工作效率有着重要影响,优化人力资源配置,是提升膳食部门成本效益的关键。岗位设置应依据及借鉴行业相关经验设置。

1. 行业规范

在实施医院膳食岗位设置时,主要遵循《中华人民共和国食品安全法》《食品安全法实施条例》《餐饮服务食品安全监督管理办法》等法律、法规。

2. 经营方式

岗位设置往往因各家医院膳食部门自身经营规模、膳食部门定位、服务内容、场地大小、设备配置、营业时间、菜品种类等因素存在差异。管理人员可基于岗位工作量,运行流程设计分析,核定岗位指标。

3. 行业借鉴

岗位核定初期,可参考国内同等规模医院膳食部门的岗位设置经验。

二、膳食岗位的分类及岗位职责

不同的工作流程会有不同的岗位相匹配,把工作流程中关键节点设置成岗位,赋予其职责。并对岗位需要承担的工作要点进行分解,以确定胜任该岗位的素质要求。医院膳食岗位设置一般可分为公共管理人员和工勤人员两大类。以下为笔者所在医院的岗位分类与岗位职责,可供读者参考。

(一)公共管理人员

1. 膳食部门负责人岗位职责

(1)负责指导、协调各膳食部门厨师长具体完成全院职工、患者的日常用餐及医院和各科室会议用餐。

(2)按照《中华人民共和国食品安全法》的要求实施管理,根据实际情况制定膳食供应计划。

(3)在已批准的预算控制下,实施本部门设备维修保养及更新计划。

(4)负责指导、审核各膳食部门的财务运作,对运作状况进行实时、具体的控制、调节。

(5)定期对各膳食部门各项工作进行评估,必要时做出适当的修正。

(6)进行本部门年度工作总结,评估和改进本部门以后的工作。

(7)根据各膳食部门工作的性质和工作内容,建立相关的标准及制度。

(8)负责对各膳食部门下属各班组及人员的管理,每年对各膳食部门下属员工进行评估。

(9)定期与下属员工进行沟通和交流,关心和了解他们的思想、学习、工作和生活情况。

(10)选择和利用适当的管理工具和方法,以调动员工的积极性来达到具体的工作目标。

(11)组织本部门的员工定期与不定期的职业教育和专业培训。

2. 食品安全管理员岗位职责

供餐人数500人以上的机关及企事业单位膳食部门、餐饮连锁企业总部、集体用餐配送单位、中央厨房应设置食品安全管理机构并配备专职食品安全管理人员。

（1）做好食品安全相关工作，负责做好新员工岗前手卫生培训、食品安全知识考核工作。

（2）落实食品原料、食品添加剂等采购索证索票、食品添加剂等登记，负责落实并每周检查各类食品安全及相关内容的台账。

（3）定期组织科室从业人员进行食品安全法律法规和食品安全知识培训。

（4）负责安排科室的院感、消防等培训工作。落实膳食部门员工手卫生等院感巡查。

（5）负责科室会议的签到并完成会议纪要。

（6）负责每餐留样、环境物表卫生等工作监测。负责下属膳食部门场所操作场所环境卫生管理。

（7）完成营养膳食部门每日治疗饮食油盐的称量，并监督厨师落实。

（8）制定与食品安全相关的科室制度。

（9）认真宣传国家有关食品安全方针、政策和法律法规等知识，及时报送有关信息。

3. 采购员岗位职责

（1）遵循科室制定的采购规定与市场上的采购规则。了解物料的市场价格，降低采购成本。明确原材料的质量、价格及供应商的日常管理。

（2）了解进货物料的规格型号、熟悉所负责物料的相关标准，并对采购订单的要求、交期进行掌控。

（3）依各班组的工作计划，确保生产用料的准时到料，生产顺利进行。

（4）确保来料的质量符合各班组的质量标准要求。监督送货时供货商随货的索证索票，是否符合本科室规范。

（5）建立并完善采供管理制度，定期召开供应商大会，监督供应商供货品质，发现问题，按照规章制度及时处理。

（6）在科室建立各点原材料及低值易耗品的使用台账，方便检查与查阅，建立科室成本核算体系，准确、详细、真实地反映各点成本，为科室决策提供依据。

（7）根据科室原料价格定审流程，每月进行原材料市场调价、定价、核价、审价。

(8)遵循适价、适时、适量的采购原则,月末组织厨师长进行供货商考核。

(9)与初次交易的供应商交易时,应索取证明主体资格合法的证明文件,且建立供货商证件与资料档案。

4. 验收员岗位职责

(1)负责核对送货清单、实收送货物资、采购员采购清单三者是否一致,收货物资数量与质量符合采购标准,不符合入库标准的货物予以退货或联系采购员退换。

(2)负责计量材料的数量,配合仓库和厨师长评估原材料质量。

(3)协助仓库与厨师长,要求送货人员将货物存放指定位置。冰冻食品及时存放至冷库。

(4)妥善使用、保管计量器具,负责校准器具,确保公正计量。

(5)负责蔬菜农药残留检测仪器的管理,蔬菜取样进行农药残留检测,不达标蔬菜联系采购员处理。

(6)掌握计量器具与农药检测仪器性能和操作方法,严格按照操作方法进行。

(7)搞好计量前后的卫生工作,保持计量区域环境整洁。

(8)检查特殊送货单位是否配备相关检疫合格证明,无检疫合格证明的禽蛋、肉类不予收货。

(9)检查送货清单是否符合入库标准。

5. 仓库保管员

(1)接收膳食部门所有购进物品,分类入库,妥善保管,出入有账,账物相符。

(2)每日对各库房原材料的进出做好验收、发放登记工作,做好食品安全索证台账的登记工作。

(3)做好原材料入库、出库的质量把关工作,做到变质食材不入库、不出库。

(4)按要求堆放仓库内的物品,严格按照《中华人民共和国食品安全法》要求对原料进行储存。

(5)对库房进行日常检视,及时处理有变质迹象的食品。

（6）日常做好库房的通风工作,保持室内清洁、通畅,并做好库房的灭虫、防疫工作。严禁无关人员进入仓库区域,积极做好安全防范工作。

（7）根据仓库货物存放的实际及时调整库存的数量,提出降低消耗和节约的合理化建议。

（8）正确管理食品添加剂,采用专人采购、专人保管、专人领用、专人登记、专人保存,做好出入库记录。

（9）定期检查仓库食材保质期,一经发现临保产品,联系供货商退换。特殊情况无法退换的,由仓库保管员办理报损。

（10）食品、用品分库存放,以先进先出为原则,左进右出为序。物资存放做到不着地,不靠墙、上不靠顶。

（11）积极配合财务做好账物的核对工作。

6. 人事管理岗位职责

（1）按科室各小组的岗位需求、岗位任职条件,制订员工招聘计划,通过推荐、公开招聘等形式招聘员工,组织面试、考核,择优录用。

（2）严格按照医院规定,统一办理员工劳动合同的签订、续签、解除手续,员工离退休、购买社会保险等事宜。

（3）负责人事档案资料的管理,管理员工各类信息资料,及时录入和更新,做到资料、档案完备准确。

（4）负责好新员工岗前培训、考核和组织工作。

（5）协助科长制定科室相关薪酬制度、绩效考评方案及奖惩事宜。

（6）对需增加的岗位与管理员及时评估,提出评估结果。协助管理员,按实际工作量,配备人员。

（7）完成科室每月考勤统计,员工加班工资申报工作。

（8）筹划举办各类员工活动,如员工大会、比赛活动等。

7. 卡务员

（1）负责本院职工饭卡办理、挂失、补卡、解挂、注销等内容。

（2）严格执行本院饭卡收费标准,不错收、不漏收。

（3）办卡正确率达100％,投诉率为零。

（4）服务热情,态度和蔼,倡导文明用语。严格执行首问负责制,对各类来电来访耐心解答,不推诿。

（5）操作业务熟练，快速准确，原则上等候时间不超过8分钟。

（6）为办理人员提供笔、不干胶贴纸等便民服务。

（7）按标准收费，备足零钱，唱收唱付。

8. 设施设备管理员

（1）负责各膳食部门消耗材料、低值易耗品的采购及部分固定资产的申报，协助采购。

（2）负责膳食部门所有餐炊设备、机械加工设备、生产设备、设施的日常管理和维护保养。定期对设备进行巡检，及时联系设备工程师整改。

（3）负责对接基建总务、设备厂家，做好膳食部门基础设施建设。根据生产和发展的需要提出生产场地建筑规划、改建、装修计划，根据计划制定方案、编制预算协助进行招投标并在实施过程中代表医院进行监理。

（4）负责办理失去使用功能机械设备的报废手续，将报废物资送达指定库房。

（5）制订技术培训计划，负责岗位设备使用技术培训工作。贯彻设备安全操作规程和有关设备保养制度。

（6）定期与使用部门进行沟通交流了解需求，不断引进新技术、新设备。

（7）负责设备建档以及日常巡查管理。

（8）建立预防性设备故障维修方案，并配合完善设备易损件档案。

9. 信息系统管理员

（1）负责科室信息化建设，熟悉膳食部门在用软件结构和硬件的配置，掌握排除一般软硬件故障的方法。

（2）对信息系统进行有效管理，确保在开餐阶段系统的稳定运营。

（3）负责一卡通系统、在线点餐系统等信息系统的维护工作。应答系统使用人员提出的各种问题。

（4）负责信息化系统的实施和推进，协调系统开发商进行系统的升级和维护。

（5）承担膳食部门软件的使用培训工作。

（6）负责各系统的账号管理，根据用户的职责为其分配相应的权限，根据用户需求进行更改密码或者撤销账号等操作。

（7）提高系统数据的安全性和保密性，严格数据保密工作，防止重要数据丢失或泄露。

(8)负责对数据进行收集、整理和分析,为领导决策提供数据支持。

(9)做好系统的硬件维护,对设备定期检查,定期清洁、除尘,保持设备正常运行。

(二)工勤人员

1. 厨师

(1)服从厨师长的安排,严格遵守《中华人民共和国食品安全法》操作规范。负责饮食菜品烹饪。

(2)熟悉和掌握各种菜品的基本制作技术,按照饮食种类和工艺进行标准化菜品烹饪,投料保证新鲜,菜品煮熟蒸透,要求色香味符合质量标准,保证饭菜可口。

(3)在烹饪过程中,随时保持灶台干净卫生;原料及成品不能落地放置,生熟分开,避免交叉污染,遵守各项安全管理制度。

(4)对菜品的加工效率以及原料辅料成本进行控制。

(5)负责自己卫生包干区的卫生。搞好烹饪前后的卫生工作,保持厨房环境整洁,确保工具部件等清洁完好。

(6)每班上班前和下班后检查炉灶阀门关闭情况。下班后检查水电气关闭后方可离开,遵守安全操作原则,发现隐患及时上报。

(7)出品前检查菜品质量,杜绝出品不合格食品。配合班组长创新菜品,不断提升膳食部门菜品品质。

(8)听从班组长的安排,能够对其他厨师班组给予支持。

2. 售餐服务员

(1)接受领班分配的服务工作,向就餐人员提供优质服务。

(2)负责厨师烹饪前及开餐前的准备工作。

(3)每份菜品分量出品均匀,确保盘子无油污,确保餐盘扫描定价正确。

(4)确保台面可供选购菜品充足,菜品无法满足选购时,及时告知班组长。随时注意查看菜肴及饮品等质量,杜绝出品不合格食品。

(5)熟悉菜品的名称、价格及制作流程,提高服务技巧。

(6)严格执行膳食部门制定的工作流程和制度,微笑热情服务。妥善解决就餐者的需求,主动征询对菜品和服务质量的意见和建议。

(7)保证各种用品、调料的清洁和充足。

(8)搞好营业前后的卫生工作,爱护膳食部门设备设施,保持膳食部门环境整洁,确保餐具、部件等清洁完好。

(9)做好安全保卫,节电节水工作。检查门窗,水、电、气开关,空调开关情况。

(10)能迅速有效地处理各类突发事件。

3. 送餐服务员

(1)接受领班分配的服务工作,负责患者订餐送餐工作。

(2)负责厨师烹饪前及开餐前的准备工作。

(4)配餐时随时注意查看菜肴质量,杜绝出品不合格品。

(5)每份菜品分量出品均匀,确保餐盒无油污。

(6)使用餐车每日清洗干净,无油污并消毒。

(7)掌握营养食堂各类饮食配置规范,订、送餐菜品符合患者饮食医嘱。

(8)搞好配餐间操作前后的卫生工作,保持配餐间环境整洁,确保餐具,部件等清洁完好。

(9)熟悉当天配送菜品的名称和制作流程,提高服务技巧。

(10)菜品数量不满足订餐需求时,及时联系领班供餐。

(11)做好沟通,妥善解决订餐者的需求,主动征询对菜品和服务质量的意见和建议并反馈,始终保持微笑待客。

(12)能迅速有效地处理各类突发事件。

4. 切配员

(1)负责检查切配前原料质量,严格把关。对腐烂变质或者不新鲜的原料汇报厨师长,严格遵守《食品安全法》操作规范。

(2)根据销售预测,合理安排切配,原材料按先进先出原则,不过多堆积原材料,避免浪费。

(3)班组内物品分类管理存放,每周定期检查本岗位设备及用具的维护和保养情况,对需修理或填补的设备,及时上报厨师长。

(4)按菜肴制作要求,注重切配规格要求,不偷工减料。配置菜肴应注意营养、色泽、形状的把握,搭配合理。

（5）负责冷冻库与冷藏库管理，冷冻库与冷藏库排风管和冷风机要一周扫霜、冲霜一次，以保证制冷效能，节约用电。

（6）每天负责搞好操作台、刀具、用具及组织本班组成员打扫操作间卫生，台面及用具无油腻。

5. 清洗保洁员

（1）负责膳食部门卫生（包含卫生死角、门窗、卫生间、洗手池等）和相关设施，保证清洁后干净无浮尘并每周进行一次大扫除。

（2）下班前检查包干区水电，保证不出现"长流水、长明灯"。

（3）负责开餐前的卫生情况，桌椅整齐摆放，垃圾桶内无垃圾。

（4）开餐时随时清理地面、桌面的遗留杂物，清扫积水。随时巡查区域卫生，有饮料、饭菜倾倒等情况应立即处理。

（5）打扫完毕后工具定点存放。拖把、抹布应保持清洁干燥。

（6）正确使用洗碗机设备，并对其实施保养、清洁。

（7）随时检查餐具清洗质量，杜绝出现清洗不合格餐具。餐具清洗后，分类消毒，并做好消毒记录。

（8）确保就餐时间段餐具供应充足。

（9）发现公共设施损坏的及时报告班组长维修。

6. 蒸饭工

（1）掌握本膳食部门的用膳情况，合理安排早、中、晚的投料，确保当餐供应。

（2）掌握饭熟时间，不影响开餐时间。

（3）负责米饭、稀饭质量，不使用变质大米，蒸煮后的饭不夹生，不烧煳，软硬适中，稀饭、米汤浓稠，保证可口。

（4）洗涤大米前，检查是否有异物，正确使用洗米机，确保米饭无砂子、无异物。

（5）保持蒸箱清洁，水质干净，蒸箱内的水不多次使用。

（6）搞好工作前后的卫生工作，保持蒸饭间环境整洁，确保用具、部件等清洁完好。

（7）负责米饭设备，如饭板、饭盆、饭箱、汤桶的清洗消毒工作。

（8）配合配餐组完成米饭装配。

（9）负责对隔夜米饭的处理工作，不将回收后的米饭二次销售。

（10）正确掌握米饭生产线、蒸箱、稀饭锅的使用方法，努力学习技术业务。

（11）做好安全保卫，节电节水工作，下班关闭蒸汽阀门。

7. 中式面点师

（1）接受领班分配的工作，按照比例配制食品，控制食品成本。

（2）执行食品安全标准，做到面点产品质量好，出品快。检查每次出品点心质量，杜绝出品不合格产品。

（3）正确使用面点间设备，并对其定期实施保养、清洁，发现问题及时上报修理。

（4）搞好制作前后的卫生工作，保持面点间环境整洁，确保用具清洁完好，垃圾日产日清。

（5）当天未使用的原料加盖，密封或冷藏保存；未使用完的点心及时放入冷藏冰箱，点心储存符合规范。

（6）食品添加剂符合使用规范，并记录。

（7）协助早班服务员的工作，服从领班排班管理。

（8）每周清洗、化霜面点冰箱。每周一次大扫除。

（9）下班前确保面点间断水、断电、断气，保持良好的安全和节能意识。

（10）参与科室组织的各项学习培训，提高自身技能。能迅速有效地处理各类突发事件。

8. 西式面点师

（1）主要负责西点的制作，满足该院区销售需要。

（2）接受领班分配的工作，按照比例配制食品，控制食品成本。

（3）对本档口产品质量负责，检查每次出品点心质量，执行食品安全标准，保证生产有序，出品优质及时。

（4）正确使用西点间设备，并对其定期实施保养、清洁，发现问题及时上报修理。

（5）搞好制作前后的卫生工作，保持面点间环境整洁，确保用具清洁完好，垃圾日产日清。

（6）每周清洗、化霜面点冰箱。每周一次大扫除。

（7）未使用完的点心及时放入冷藏冰箱，点心储存符合规范；当天未使用的原料加盖，密封或冷藏保存。

（8）食品添加剂符合使用规范，并记录。

（9）下班前确保西点间断水、断电、断气，保持良好的节能意识。

（10）参与科室组织的各项学习培训，提高自身技能。能迅速有效地处理各类突发事件。

第二节　膳食队伍的薪酬管理

薪酬管理，是指一个组织针对所有员工提供的服务来确定他们应当得到的报酬总额、报酬结构以及报酬形式的一个过程。在这个过程中，用工单位就薪酬水平、薪酬体系、薪酬构成以及特殊员工群体的薪酬作出决策。同时，作为一种持续的过程，用工单位还要持续不断地改进薪酬制度，拟定薪酬预算，就薪酬管理问题与员工进行沟通，同时对薪酬系统的有效性做出评价而后不断予以完善。

薪酬管理的目的主要有：①吸引和留住组织需要的优秀员工；②鼓励员工积极提高工作所需要的技能和能力；③激励员工高效率地工作。

一、膳食队伍薪酬体系设计

（一）薪酬体系设计原则

1. 公平性原则

薪酬体系设计的公平性原则不是传统意义上的平均分配。可以体现为管理人员对公平的定义、员工对公平的定义这两方面。

管理人员对公平的定义，主要体现在与同行业或者当地薪资水平的比较，本部门不同岗位之间薪资水平的比较。员工对公平的定义主要体现在相同岗位薪酬上的比较，个人劳动付出与所得报酬上的比较。

2. 保密性原则

从管理经验上看，即使规定严格的薪酬保密制度，员工将收入与同岗位员工收入私下对比的情况仍有发生。"不患寡而患不均"的心态普遍存在，制定公平科学的薪酬体系，有助于提高员工薪酬满意度和忠诚度。

3. 激励性原则

差异化薪资是最基本、最直接的激励措施。用工单位在薪酬体系设计时，杜绝"同工同酬"的平均主义，考虑到付出与绩效之间的联系，员工付出多少努力，才能达到这一绩效；绩效与薪酬之间的联系，该绩效达成后，薪酬会发生何种变化，做到"按劳分配、多劳多得"。不同岗位目标要合理设置，令员工有明确的工作目标与期盼，又不至于望尘莫及，激发员工的积极性和责任心。

4. 竞争性原则

基层员工流动性大，从业人员素质不高，人员年龄结构偏大，这些现象在医院膳食部门尤为突出。而"大食堂"往往给人以技术含量低、成长性有限的印象，导致高层次年轻管理团队、面点、烹饪等技术人员紧缺。

医院膳食部门的薪酬体系应在同外部就业市场比较时具有竞争力，保证薪酬在同行及市场上具备一定优势，能最大限度地吸引和留住人才。薪酬体系设计时需充分考虑餐饮行业在大环境中所处困境，建立与本行业相匹配的薪酬体系，提高自身竞争力。

5. 合理性原则

合理性原则是指员工的薪酬所得按劳动量、劳动环境和劳动效果分配，虽然劳动法规定有最低薪酬标准，但近年来人民生活水平日益提高，对合理薪酬水准的要求已超过最低薪酬的标准。所以在决定薪酬时，一方面要顾及用工单位承受能力，另一方面更须考虑到是否能满足员工一般生活所需。

6. 合法性原则

合法性原则要求企业在薪酬设计时必须符合现行的政策、法规。以《中华人民共和国劳动法》（2018 年）、《中华人民共和国劳动合同法》（2012 年）、《工资支付暂行规定》（2022 年）、《国务院关于职工工作时间的规定》（1995年）等法律法规为依据，才能避免可能会出现的用工风险。

（二）薪酬体系建立过程

1. 岗位分析

岗位分析是确定薪酬的基础，结合用工单位的经营目标，明确该岗位要承担哪些工作，完成工作的时间，如何完成该项工作，完成工作的地点、条件，以及为什么要完成该项工作。换句话说，就是达到这个岗位要求的基本要素，通过对岗位进行工作分析，明确工作任务，撰写岗位说明书，确定岗位职责。

2. 岗位评价

岗位评价也称工作评价，是指该岗位对用工单位的贡献程度。常用排序法、归类法、因素比较法、因素计点法等方法对用工单位设置的各岗位价值进行比较，以明确岗位差异性。医院膳食部门岗位评价，更加侧重薪酬制定的公平性，将膳食部门内所有岗位按贡献程度得出等级序列，再根据等级序列给定薪酬。

3. 薪酬调查

薪酬调查一般是指对薪酬满意度的调查。而所谓薪酬满意度，是指员工对获得用工单位的经济型报酬和非经济型报酬与他们的期望值相比较后形成的心理状态。提高膳食部门员工薪酬满意度是留住人才的关键因素，被广大员工认可的薪酬体系是膳食部门可持续发展的有力保障。

用工单位可结合自身所在地现状，运用人力资源管理知识点设计薪酬满意度问卷调查，并对不同层次，不同类型员工随机发放问卷调查。或是采用电话、现场访谈等形式进行调查，获取一手资料，有助于为后期薪酬体系设计提供实证性支持。问卷调查可设置四个答题项：满意、比较满意、比较不满意、不满意。

具体内容可参考如下内容：

（1）你对基本工资的设置感受是：

（2）你对岗位工资的设置感受是：

（3）你对绩效考核制度的设置感受是：

（4）你对福利制度的设置感受是：

（5）你对学历、工龄工资制度设置的态度是：

（6）你对目前薪酬制度对工作的激励性的满意程度是：

(7)你对目前薪酬制度公平性的满意程度是：

(8)你对目前你的薪酬和职位匹配度的满意程度是：

(9)你对过去一年里你的薪酬涨幅程度的满意度是：

(10)发放工资的准确性和及时性方面：

(11)你对公司薪酬保密程序的满意程度是：

4. 薪酬体系设计

医院膳食部门在设计薪酬体系时，应综合考虑三个方面的因素：职位等级、个人技能和资历、个人绩效。在工资结构上，主要体现为岗位工资、技能工资、绩效工资。

岗位工资的主要特点是对岗不对人，实行岗位工资，需进行科学的岗位分类和岗位劳动测评，其岗位技术高低、责任大小、劳动强度、劳动条件等因素，成为影响岗位工资的要素。

技能工资由员工的技能类型和水平决定，技能工资评定的依据是技能特征而不是职位特征。在医院膳食部门，烹饪、面点等技术岗位，往往将员工获得的技能证明作为工资评定的依据，或是定期组织内部培训与考核，开发员工技能。通过定期举行技能测试、技能比武等方式测定员工技能水平。

绩效工资是以对员工绩效的有效考核为基础，将工资与绩效考核结果相挂钩的考核方式。绩效考核可根据各企业经营情况，分为日常绩效考核、月度绩效考核、年度绩效考核，本章第三节将展开叙述。

5. 薪酬体系的修正

医院膳食部门的经营是长期的过程，经营目标可根据医院膳食部门的发展走向以及经营数据来做相应的利于价值最大化的调整。因此薪酬体系需依据经营目标有所修正。

二、膳食队伍薪酬体系实施

以笔者所在医院为例，初步了解膳食部门薪酬体系的实施。笔者医院是一家集医疗、教学、科研、预防、保健为一体的多院区医疗集团，医院综合实力雄厚。目前共开放床位 5000 余张，现有职工 10000 余人。六大院区共设置膳食部门 16 个，咖啡馆 4 家，日单餐供餐超 13000 人次。该膳食部门的组织架构如图 4-1、图 4-2。

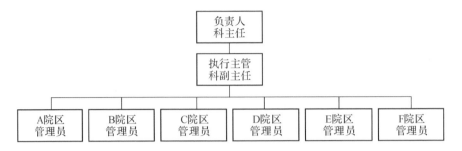

图 4-1　膳食部门组织架构图

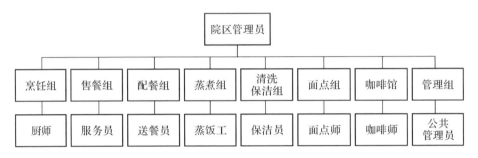

图 4-2　膳食部门各院区组织架构图

目前膳食部门共有人员 312 人,从人员分布、年龄结构、性别来看,男女比例大致相当;管理组人员 29 人,占比 9%,一线员工占比 91%;40 岁以上人员占比达 78%,呈现年龄层偏高,一线员工占比高,学历偏低的特点(见图4-3、图 4-4)。

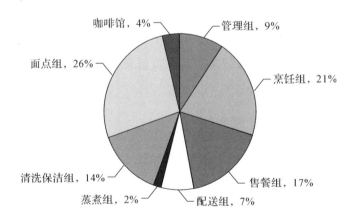

图 4-3　膳食部门员工性质分布图

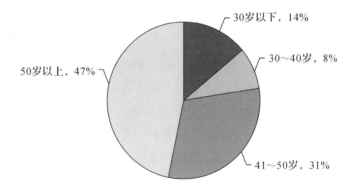

图 4-4 膳食部门年龄结构分布图

针对人员结构与特点,最终确定了薪酬体系,包含基本保障薪酬、能力体系、加班费、绩效体系、津贴与补贴五个模块。

员工当月工资＝基本工资＋工龄工资＋岗位工资＋绩效工资＋津贴　　　＋加班费

(一)基本保障薪酬

基本保障薪酬包括基本工资和工龄工资两个模块。基本工资是根据劳动合同约定或国家及企业规章制度规定的工资标准计算的工资。基本工资受当地物价水平影响,也是员工生活的基本保障。该膳食部门目前参照当地政府规定的最低工资标准发放。

工龄工资是为了鼓励员工能长期为企业服务,增强员工归属感,同时也很好地反映该员工对单位的贡献大小、经验和技术熟练程度。工龄工资一般按照单位工龄方式计算,即入职该单位的时间为工龄起始时间。

该膳食部门目前参照以下工龄工资的设定标准:

(1)在本单位连续工作满一年的员工每月工龄工资为 50 元。

(2)在本单位连续工作满两年的员工每月工龄工资为 100 元。

(3)在本单位连续工作满三年的员工每月工龄工资为 150 元。

(4)在本单位连续工作满四年的员工每月工龄工资为 180 元。

(5)以此类推,之后在本单位工作每增加一年,每月工龄工资相应增加 30 元,累计十年封顶。

(二)能力体系

能力体系一般指岗位工资,实行以岗定酬,根据技术含量和劳动环境等设定岗位,并赋予不同标准的岗位工资。员工在社会中考取与岗位相匹配的证书,膳食部门予以聘用,不但是对员工过往努力的肯定,也是对员工积极参与培训学习、努力提高自身技能的鼓励,有助于提高膳食部门整体水平。

针对不同岗位,均划分四个薪酬梯度,实行岗位工资动态管理。根据年终考核结果调整工资,员工升职后,岗位工资与绩效考核系数在原来基础上上调一级,或对医院膳食部门有突出贡献的员工,经管理组讨论后,实行岗位工资上调一级。该膳食部门对岗位工资及岗位系数的设计如表 4-1、表 4-2 所示。

表 4-1　膳食部门岗位工资设计表

单位:元

岗位	四级	三级	二级	一级
院区膳食部门负责人	8000	7000	6000	5000
星级厨师/西点师/面点师	4000	3500	3000	2500
厨师/西点师/面点师	2500	2000	1500	1050
切配/西点工/面点工	850	700	550	350
管理员	1500	1250	850	550
服务员/送餐员	850	700	550	300
蒸饭工/保洁工	550	450	300	0

表 4-2　膳食部门岗位系数设计表

岗位	四级	三级	二级	一级
院区膳食部门负责人	2.5	2.4	2.2	2
星级厨师/西点师/面点师	1.8	1.7	1.6	1.5
厨师/西点师/面点师	1.6	1.5	1.4	1.3
切配/西点工/面点工	1.3	1.2	1.1	1
管理员	1.6	1.4	1.3	1.2
服务员/送餐员	1.3	1.2	1.1	1
蒸饭工/保洁工	1.2	1.1	1	1

(三)绩效体系

充分提高医院膳食部门的工作效率,在奖勤罚懒的基础上制定健全的绩效考核体系,将会更有效地调动员工的工作主动性,激发员工的工作动力,在保证菜品生产质量稳定的基础上,更好地引导团队进入良性的竞争状态,主动积极提高自身厨艺水平、加强菜品的交流学习,不断创新开拓。

绩效考核方式有日常考核、月度考核、季度考核和年度考核四种,一线员工目前采用日常考核、月度考核、年度考核三种考核方式,管理组及厨师长则侧重季度考核、年度考核。根据岗位职责制定不同的指标及奖金系数,从而形成健全的绩效考核体系。值得注意的是,绩效考核要使员工付出多少在绩效中直接得以体现,且形成收入差别,否则容易导致消极怠工,团队停滞不前。员工因年终奖分配不合理而离职问题也普遍存在。医院膳食部门尽量避免以职位高低来"一锤定音"年终奖金发放,应结合年终考核情况与年度目标达成贡献度合理发放。具体的具体实施方案在本章第三节中详细展开。

医院膳食部门也可通过短期激励措施,形成内部动态管理。厨师推出创新菜品且销量良好,可享受 100 元/个创新菜品的补贴;员工提出合理化建议予以采纳,员工介绍新员工入职过试用期后,均予以奖励。

(四)福利体系

福利分为法定福利和医院膳食部门福利,在福利设计初期,应听取员工需求,依据员工实际需求设计福利项目。结合团队年龄层偏高、一线员工占比大、学历较低特点,健康体检、户外团建活动、生日会等福利可以很有效增强员工对团队的黏性。

笔者所在医院根据团队情况和员工建议,目前正在实施的福利项目包含以下内容。

1. 法定福利

根据国家规定标准发放高温费(夏季 4 个月),缴纳社会保险费(养老保险、医疗保险、失业保险、工伤保险、生育保险)。员工享受法定节假日、带薪年休假福利。

2.医院膳食部门福利

(1)为外来务工员工提供免费食宿。

(2)当月生日员工可参加生日会,生日当天享受生日蛋糕福利。

(3)入职满一年员工,可享受员工全身健康体检。

(4)每年组织一次员工户外团建活动。

(5)传统节假日,如春节、端午节、中秋节等提供过节礼。

(6)员工及其员工家属患病,膳食部门管理人员组织伤病慰问。

(7)员工入职享受技能培训。

第三节　膳食队伍的绩效考核

（一）日常绩效考核

明确了各岗位职责后,可以通过工作完成情况对膳食部门每个岗位的员工进行详细的考核。可以从纪律、业务能力、卫生情况、工作态度、道德品质等多方面入手,每项制定相应的分值,并写明违反相关规定扣除的分数。以日检、定检、随机检查等方式进行。以公开、公平、公正的方式,多部门联合考评,得出更加合理及准确的考评记录。日常考核更多根据《员工手册》条例执行。

除此以外,对于有特别优秀的行为也给予相应的奖励措施,如业务创新、管理改革、突出贡献等方面予以分值奖励政策,从而鼓励员工敢想、敢做、敢实践的积极工作状态。

（二）月度绩效考核

1. 绩效考核方案

绩效衡量的标准一般用考核表的形式呈现,作为绩效考核的依据。膳食部门一线员工均需参与月度绩效考核,由各核算院区膳食部门负责人具体实施对每个职工的考核,在内容制订上,需结合岗位,给员工行为带来切实可行的指导,可从工作岗位标准、劳动纪律、仪容仪表、个人及环境卫生、团队协作、参会培训多维度评分,绩效考核分数应用于月度奖金发放中,员工月度绩效考核表见表4-3。

表 4-3 员工月度绩效考核表

姓名		工号			
院区		岗位名称	蒸饭工		
考核评价内容				分值	主管考核分数
一、工作岗位标准					
1.掌握本膳食部门的用膳情况,合理安排早、中、晚的投料,确保当餐供应				3分	
2.了解不同季节的大米质量和特性,精确控制加水量。提高出饭率,同时控制米饭的软硬度,适合大众口味					
3.淘洗大米前,检查是否有异物,正确使用洗米机,确保米饭无砂子、无异物					
4.搞好工作前后的卫生工作,保持蒸饭间环境整洁,工作结束后需对所属设备进行清洁、保养,确保设备正常运转					
5.按照操作规程正确使用蒸饭箱、米饭生产线					
6.妥善进行隔夜米饭的处理工作,不将回收后的米饭经加工后二次销售					
7.工作节水节电,下班关闭蒸汽阀门					
二、劳动纪律条例					
1.严格遵守院纪院规,遵守本科室的考勤制度				2分	
2.工作时间不串岗、不闲聊,不做与工作无关的事情。不将私人物品带入工作场所,不在工作场所随便吃食物					
3.遵守员工用餐时间					
4.维护集体利益,不损公肥私					
三、仪容仪表、个人卫生及环境卫生条例					
1.上班按规定穿戴科室统一发放的工作衣帽,正确佩戴工牌后方可进入生产场地。平时保持工作衣帽整齐、清洁,个人仪容仪表端正大方				2分	
2.接触食品和销售食品时按规定洗手后戴好口罩和一次性手套					
3.个人卫生做到"四勤"(勤洗手、勤剪指甲;勤洗澡、理发;勤洗衣服被褥;勤换工作服)					
4.包干区卫生清洁					

续表

四、团队协作精神及服从上级安排的临时性指派工作条例		
1.注重团队合作,乐于助人,与同事保持良好的协同关系,主动关心集体和帮助同事	2 分	
2.工作中虚心接受同事和上级主管的建议和意见,并能及时改进		
3.工作上遇到问题,能保持情绪稳定、头脑清醒、顾全大局,并具有妥善处理各种难题的应变能力		
4.服从上级领导指派的临时性工作		
五、参加各种相关的培训和会议条例		
1.积极参加医院和科室举办的学习、培训及全体员工会议	1 分	
2.按时到会并按规定签到,如因故不能参加须经领导同意		
合 计	10 分	

2. 绩效考核应用

绩效考核满分为 10 分,绩效考核分值赋予绩效金额。目前对绩效分数划分为四个等级,拉开进取员工与普通员工的差距,给予奋斗者公平待遇,月度绩效考核计算方式见表 4-4。

月度绩效考核计算公式＝考核得分×对应金额×岗位系数

表 4-4　月度绩效考核计算方式

绩效考核得分	对应绩效金额	月度绩效考核计算公式
≤8分	100 元/分	绩效考核得分×100×岗位系数
8.0 分<绩效考核得分≤8.1 分	1000 元	1000 元×岗位系数
8.1 分<绩效考核得分≤9 分	150 元/分	绩效考核得分×150×岗位系数
>9 分	180 元/分	绩效考核得分×180×岗位系数

(三)季度绩效考核

管理动作的效果呈现需要时间,厨师长一般宜采用季度绩效考核方式。医院膳食部门作为服务性行业,员工膳食满意度、客诉率、人均营业额、食材利用率、每月各院区间交叉检查情况是衡量团队的重要指标。针对管理组及厨师长考核,采用多维度考核方式,制定指标直接设置为考核指标,来衡量季度工作是否达标。

　　考核分为业务数据考核、管理组考核、班组长考核三个模块,基于厨师长作为管理组决策执行人员与各班组长的上级主管,管理员对厨师长考核占比60%,班组长对厨师长考核占比20%。每季度考核由各院区管理员牵头完成该院区厨师长考评,考核采取百分制双向考核,详细占比见表4-5。

表 4-5　厨师长季度绩效考核分数占比

考核指标	占比	备注
业务数据考核(总分20分)	20%	人均营业额(4分);食材利用率(4分);投诉率(4分);员工膳食满意度(4分);每月交叉检查情况(4分)
管理组考核(总分60分)	60%	—
班组长考核(总分20分)	20%	售餐组领班、送餐组领班、消洗组领班、烹饪组领班

　　业务数据考核可借助信息系统,精准统计。除此之外,考核体现在德、能、勤、绩、廉五个方面,见表4-6。

表 4-6　厨师长季度绩效考核表

姓名			考核时间			
考核细则	分值	评分标准				分数
		15—20分	10—15分	1—10分	0分	
德	20分	责任性心强、有很强的团队合作精神;注重效率,个性独立、性格开朗、做事果断有主见;时间观念强,能很好地起到带头作用,得到大家的好评	热爱本职工作,能熟悉和胜任本岗位以及其他相关工作,工作创新能力较强	工作计划性好,能履行岗位职责	口碑差,到处散发负能量情绪,难融入团队,相处不愉快	
能	20分	工作能力突出,工作有计划、有重点、能很好地履行岗位职责,很好地完成计划内外的工作任务	工作能力较强,能履行岗位职责,较好完成工作任务	工作能力一般,基本能履行岗位职责;工作中偶有情绪	工作能力差,消极怠工、拒绝接受工作	
勤	20分	尽职尽责,勤奋工作,遵守科室各项规章制度,完成本职工作之余积极帮助同事。从不缺勤,无迟到、早退现象。加班加点无怨言	勤恳务实,积极面对工作困难,主动思考解决方案	遵守规章制度,工作的勤勉度一般	有旷工和迟到早退行为	

续表

姓名			考核时间			
考核细则	分值	评分标准				分数
		15—20分	10—15分	1—10分	0分	
绩	20分	认真配合院区管理员的管理工作,对食材(能源)控制、人员安排与评定、菜品出品与创新、区域卫生与安全均能有效管理	有责任心,能积极主动完成上级领导交代工作,无推诿现象	工作责任心一般,偶尔疏忽但及时补救	工作中屡犯错误	
廉	20分	廉洁自律,洁身自好,做到不贪、不拿、不要、自重、自省、自警、自励	言行一致,在日常工作中严格要求自己	自我约束能力一般,自我要求不高	自我约束能力较差,喜欢贪小便宜	

考核直观反映出该上级管理员及其团队对厨师长的评价,细分考核标准精准地找到厨师长工作中弱点,便于指导制定下一阶段工作目标。

(四)年度绩效考核

许多企业实行了月度考核、季度考核,但年度考核依旧是重要考核周期。年终考核的初衷是检验工作时效,实绩考核才是关键。年终考核应细化考核清单,统一考核标准,年终绩效考核往往作为年终奖、年度先进评选、来年薪资调整的基础数据,促使员工在思想上对考核结果高度重视。

考核分为自评、互评、评定小组终评三个维度评选方式。厨师长组织本膳食部门员工完成《员工年度自评、互评考核表》(见附件1),再提交评定小组终评。终评采用无记名投票方式,参与投票人数不能少于应到人数的2/3,考核最终评定分为A、B、C三个等级。考核工作从德、能、勤、纪、廉五个方面,全面评价职工的年度工作情况。

1. 考核等级评定

考核等级分为A等、B等、C等,按班组为考核单位,要求A等人员不多于考核总人数的20%,C等人员不少于考核人数的20%。

有下列情况之一者,年度考核为C:①不愿承担上级安排任务,有意推脱者;②难以适应工作要求,不能完成本职工作的;③当年事假超过30天及以上,或累计旷工15天及以上;④无正当理由不参与本科室年度考核的;⑤其他可以确定为不合格的。

2．考核应用

（1）年终奖发放标准

年终奖发放标准，见表 4-7。

表 4-7　年终奖发放标准

考核等级	发放标准	备注
A 等	120％	按岗位考核，要求 A 等人员不多于考核总人数的 20％，C 等人员不少于考核人数的 20％。
B 等	100％	
C 等	80％	

（2）年终评优评先

传统的绩效考核结果一般应用于物质性奖励上，物质日渐丰盛的当下，将精神层面奖励纳入薪酬体系中，从精神层面调动员工积极性，对膳食部门员工的工作能力、工作表现、工作态度、发展潜力给予肯定，设置年度"评优评先"环节必不可少。年度考核等级 B 级以上，即可参与本年度年终评优评先中，按照岗位的不同性质，奖项设置考核标准。

表 4-8　年终评优评先考核标准

奖项设置	考核标准
先进工作者（管理员）	工作量饱和，强烈工作责任感； 较强的组织能力、指挥能力、协调能力； 年度分管工作有较大突出业绩、流程改进； 分管工作未发生重大安全事故
先进工作者（厨师长）	负责院区年度膳食满意度排名第一； 负责院区年度人均营业额排名第一； 负责院区年度收支结余排名第一； 以身作则，具有团队凝聚力和号召力
先进工作者（班组长）	无重大安全事故； 具有领袖意识，带领本班组执行良好行为规范； 提高本班组凝聚力，班组氛围融洽； 班组长期间，人均创收持续有提高

续表

奖项设置	考核标准
优秀员工 （服务员）	工作量饱和,强烈的工作责任感; 班组投诉量少,且有处理投诉与应急的能力。 工作态度积极向上,团队相处融洽,工作高效; 良好的职业依从性,值得本班组成员学习
优秀员工 （厨师）	工作量饱和,强烈的工作责任感; 烹饪菜品获全院职工好评,无菜品质量安全问题投诉; 工作态度积极向上,团队相处融洽,工作高效; 良好的职业依从性(食品安全、生产安全),值得本班组成员学习
优秀员工 （消洗工）	工作量饱和,强烈的工作责任感; 良好的职业依从性,值得本班组成员学习; 工作态度积极向上,团队相处融洽,工作高效
我是大厨	菜品制作销量排名第一
最佳搭档	厨师长与管理员搭档期间,院区、档口营业额大幅提高; 工作中配合默契,相互协商,共同谋划,创建和谐团队,提升队伍凝聚力; 双方为院区工作出谋划策,深入内部管理,且改进有成效

被评选先进的员工在年度工作会议上受到表彰,表彰内容在各膳食部门公告栏中展示,从精神层面上调动员工的积极性,使员工获得职业荣誉感。

（3）来年薪资调整

薪资调整,是年度绩效考核的基本应用之一,是除去年度绩效之外,对员工最大的工作激励手段,也是员工最为关心的切实问题。来年薪资调整纳入年度绩效考核应用中,使得年度绩效考核竞争更加激烈。

医院膳食部门在每年3月份依据上一年度年度绩效考核对员工岗位薪酬进行调整。考核评价等级为"A"级员工,本人岗位工资与绩效考核系数在原有基础上上调一级。考核评价等级为"B"级员工,本人岗位工资在原有基础上上调一级,绩效考核系数不变。考核评价等级为"C"级员工,其薪酬保持不变;连续两年考核评价等级为"C"级员工,实行岗位工资与绩效考核系数下调一级处理。年度绩效考核正向激励与负激励相结合,督促员工端正工作态度。

（五）绩效考核反馈

绩效考核是一个持续质量改进的过程，也是不断沟通的过程。想要员工们在岗位上自我成长，管理者为其答疑解惑，梳理可行的计划至关重要。膳食部门应建立交流沟通机制，与员工面谈反馈并持续跟踪。

谈话内容主要涉及三个部分：一是考核周期内绩效考核结果，该阶段取得的突出成绩，给予肯定，分析其优缺点和改进方向；二是与员工讲解单位整体运营情况，强调单位的战略，帮助员工清楚认识自身在单位中的位置；三是从员工实际情况出发，分析阻碍目标达成的原因和员工期望在工作中得到的帮助（见表 4-9）。

表 4-9　膳食部门绩效面谈表

面谈人姓名		院区		岗位	
绩效面谈内容					
1.考核周期的主要工作					
2.考核周期绩效完成情况 　考核指标内的突出业绩 　考核指标外的突出成绩					
3.获得成功的方式方法					
4.考核周期内工作存在的不足					
5.还需要接收哪些相关培训					
6.工作分配是否合理					
7.双方面谈下一考核周期的工作目标及计划					
8.对单位绩效考核的意见或建议					
9.希望在工作中得到怎样的帮助					
直属上级签字			被面谈人签字		
备注：					

绩效考核应用是多方面的，具体可以体现在试用期管理、岗位竞聘、培训需求、员工职业规划等。

第四节 膳食队伍的年度培训

为了切实做好膳食部门的饮食卫生安全工作,提高膳食部门从业人员的思想素质和业务能力,自觉执行《中华人民共和国食品卫生法》《中华人民共和国安全生产法》和《生产安全事故应急演练指南》,提高从业人员的卫生安全意识,确保职工的饮食安全,膳食部门应结合实际,制定年度培训计划,具体培训内容详见表4-10。

表 4-10 膳食部门年度培训计划表

序号	培训内容	培训频次	培训对象
1	膳食部门食品安全知识培训及考核	1月/次	全员培训
2	食物中毒培训及演练	1年/次	全员培训
3	消防安全知识培训及演练	半年/次	全员培训
4	烧伤、烫伤、割伤等应急处理	半年/次	全员培训
5	垃圾分类知识培训	1年/次	全员培训
6	膳食部门员工工作纪律培训:考勤、请假相关	半年/次	全员培训
7	心肺复苏(CPR)培训及考核	1年/次	全员培训
8	燃气报警系统培训	半年/次	厨师
9	厨师沙龙	1年/次	厨师
10	服务礼仪培训	半年/次	服务员、送餐员
11	管理员食品安全相关知识培训	半年/次	管理员
12	面点制作培训	3个月/次	面点工
13	大型设施设备操作培训	半年/次	设备使用人员
14	送餐/点餐技能比拼	1年/次	送餐员
15	采购、验收、仓库管理培训	半年/次	所有院区采购、验收、仓库管理人员
16	治疗饮食烹饪方法	半年/次	营养厨师
17	医院基本膳食种类	1月/次	营养食堂服务员

第五节　膳食队伍的员工关怀

对膳食部门员工的关怀是医院膳食"以人为本,膳待家人"核心理念的重要体现,与构建和谐的膳食部门及员工关系有着必然的联系,是膳食部门员工健康成长,膳食部门直至医院可持续健康发展的重要途径。

通过完善的员工关怀,有助于医院膳食部门更好地留住员工、增强员工对膳食部门的归属感,使员工切实感受到膳食部门对其的关怀和照顾,提高员工的工作积极性。

一、员工关怀的意义

（一）培养员工的价值观

做好员工关怀,可以让员工感受到自己的重要性,是员工自我价值的体现,能打破雇佣关系,满足员工心目中渴望得到尊重与认可,以及被理解的深层需求。

（二）提高员工的凝聚力

通过员工关怀,使员工与员工之间更加有默契,增进相互间的交流与合作,容易在工作中达成共识,更便于膳食部门日常工作的开展与落实。

（三）增强员工的忠诚度

膳食部门对员工的关怀能够提高员工内心的存在感,使其不仅保持愉悦的工作心情,而且能提升其对工作的热情与积极性,提高员工对膳食部门乃至医院的忠诚度,减少膳食部门人员流失率,有利于膳食部门平稳正常运行。

（四）提升员工的沟通力

沟通是员工关系最重要的环节之一。通过员工关怀,膳食部门能够及时准确地了解员工的工作情况、工作过程中遇到的困难、员工的需求等,以便及时做出相对应的处理方案及措施,及时化解矛盾。

二、员工关怀的具体表现

医院膳食部门作为一个有温度、有关怀、有人性、有爱心的部门,其发展与壮大离不开每一位膳食部门员工的努力拼搏,离不开每一位膳食部门员工的无私奉献。膳食部门应秉承以人为本、敬业利他的精神去爱护关心身边的伙伴,深切关怀在膳食部门工作的每一位员工,每一位家人。

每个医院膳食部门都有各自的经营模式,经营方式,导致所需要的员工类型也是存在差异化的。膳食部门想要做好关怀方案,不能照搬照抄,而是应该通过了解整个团队士气、氛围和效率,分析膳食部门员工心态与工作状态,掌握员工关怀的需求状况,确定整体改善的思路与关键点,制定有针对性的关怀方法,才能确保所做的员工关怀方案有效。

膳食部门员工关怀主要体现在以下几方面。

(一)福利待遇及职业发展规划关怀

员工福利待遇即是所有员工最关心的一点。如果福利待遇整体不好,员工很有可能大量流失,膳食部门人员流动性增大,导致膳食部门日常运营不稳定。如果员工对福利待遇比较满意,才会对工作充满热情,用心为全院职工服务,为膳食部门乃至医院创造更多的价值。膳食部门对待老员工,更应该要上心,深入研究员工心思,根据个人及的工作能力及岗位职责,制定相应的岗位晋升制度。大多数员工都想往更高的职位晋升,但是员工需要机会,也需要被提携。因此,膳食部门可以根据膳食部门各班组员工的不同工作情况及内容,设计该岗位工作未来发展所需的职业知识、技术和能力结构以及不断开发自身潜能的一系列计划的行为和过程,让员工更多地参与其中,为职业生涯创造条件。如厨师长、班组长的晋升,可优先从膳食部门内部进行选择,有能力者晋级上升。

(二)身心健康关怀

员工健康状况不容忽视。膳食部门应定期组织员工进行健康体检,以便尽早发现疾病,尽快治疗,在关心员工身体健康的同时,也应给予员工更多心理方面的关爱,员工才能踏踏实实为全院职工服务,体现更大的个人价值。

膳食部门需时刻关心膳食部门员工的日常生活及家庭状况,处处体现"以人为本、膳待家人"的文化理念。特别是年轻的员工,更要注重精神层面上的关怀,要在日常给予员工更多的关心,听取员工意见,多关心员工的想法,了解员工工作生活中遇到的困难,尽可能为其提供帮助。若员工或其家属出现重大疾病,膳食部门可结合实际情况予以特殊关怀,解决员工燃眉之急,提升员工的忠诚度,让员工真正产生归属感和成就感,全心全意地投入工作。

员工的激励还应该体现在精神层面,并提供物质奖励。不要吝啬对员工的赞美,如工作取得进步,可以适当给予奖励或者晋级。日常工作重视员工的意见、建议,赋予员工管理和控制自己工作自由的权利,不仅可以为提高员工满意度起到积极作用,还可以提高员工的归属感、安全感、集体荣誉感和文化认同,激发员工工作的积极性。

三、员工关怀的举措

为充分体现膳食部门对员工的人性化管理和关怀,时刻展现"膳待家人"的医院膳食文化,营造"真正重视、真情关怀、真心爱护"的良好氛围,让肯干、实干的优秀员工,在膳食部门有温暖如家的感觉,需建立员工关怀制度。员工关怀制度的建立,有利于增强膳食部门凝聚力和员工对膳食部门的认同感、归属感和忠诚度,进而达到让员工保持更好的工作心态,与膳食部门共同成长和发展,以便更好地为全院职工提供用心的膳食保障服务。

膳食部门对员膳食部门员工关怀主要应做好以下几方面。

(一)新员工关怀

从员工应聘之日起,严禁任何员工对应聘人员或新进人员有冷漠对待、苛刻责备、嘲讽讥笑等行为。通过新员工接待方式的明确及标准梳理,形成自上而下的接待模式,层层宣导,让新员工入职膳食部门便能详细清楚地了解整体工作环境,同时也表达了膳食部门对新员工的真诚、重视与关怀,通过师徒制、一带一的方式帮助新员工学习专业岗位技能,快速上岗,快速建立新员工工作价值感。

（二）节日关怀

在中秋节、端午节等传统节假日，膳食部门为膳食部门员工统一发放节日礼品。年终组织员工大会，邀请全体膳食部门员工参加聚会或聚餐，邀请院领导为优秀员工发放奖杯，向全体员工表示慰问和祝福。

在员工生日当月，膳食部门根据生日人员名单为本月生日员工发放生日礼券（西点屋蛋糕券）一张。同时，每月为生日员工举办员工生日会，组织当月生日的员工欢聚一堂，共贺生日，并送上生日蛋糕及祝福问候。生日当天由上级主管发送生日祝福短信致以亲切的问候。

（三）健康关怀

针对入职半年或一年以上的员工，膳食部门每年统一安排一次健康体检。

膳食部门建立小药箱，采购常用药品，供员工免费使用。

同时，在职膳食部门员工因病、因伤住院及直系亲属重病或因伤住院，膳食部门委派代表携带果篮等礼品到医院或家中探望慰问并发放慰问金，让病痛中的员工感受到膳食部门关怀。

（四）困难员工关怀

员工因家属患病、子女入学或其他特殊原因导致临时性生活困难的，膳食部门给予生活方面的关怀或帮助申请补助。

（五）民主化管理

医院膳食部门应进行民主化管理。在日常管理工作决策中，可以采取投票或者头脑风暴的方式，尊重大多数人的意见，而不是管理者"一言堂"的决定。"一言堂"容易导致员工没有话语权，认为膳食部门的事务与其本身无关，对膳食部门事务不上心。

科室可组织定期谈心谈话，收集整理员工的意见，及时向上反映、向下反馈。让员工有说心里话的渠道，也让管理者能够多方面地获取有效合理的建议，为膳食部门的不断发展提供有力的保障。员工交流时建立尊重、热情、真诚、共情的交流氛围。

另外,也可定期组织举办员工交流会,提炼员工"金点子",让员工参与到医院膳食部门的民主管理中来。

（六）员工活动

每年由膳食部门组织娱乐文化活动,让所有的员工参与进来。活动形式可丰富多样,笔者所在医院每年定期举办春季踏青游、秋季运动会、冬季健步走、员工扫盲月等活动。通过一系列有益的活动和比赛来加强员工的交流、学习和沟通,增强情感联系,提升团队协作及凝聚力。

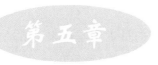

第五章

医院膳食作业流程管理

医院餐饮根据针对就餐人群不同可分为职工餐饮和患者餐饮两个模块。近几年,医院职工及住院患者对餐饮方面关注度逐渐提高,膳食对于职工满意度及患者健康的影响也越来越大。新时期医院膳食服务模式如何平衡差异巨大的供求关系,如何在日益增长的就餐需求中确保食品安全,膳食部门在运营过程中该建立何种体系以辅助清廉部门建设,都是膳食部门需要思考与解决的问题,这些对于提升员工与患者满意度、获得感、幸福感及安全感的意义重大。

下面章节将从询价、采购、验收、入库、生产、销售等环节对医院膳食全流程管理进行初步探讨。

第一节　采购询价

一、采购预算制定及采购流程

采购作为医院膳食部门生产经营的基础环节,应设立先进科学的采购制度,合理规划年度采购预算。医院膳食部门依据上一年度实际采购量和本年度医院膳食部门经营计划,由膳食管理组讨论后制订年度采购计划和预算。在采购预算制订过程中,需结合医院与膳食部门年度工作计划,避免新增服务模块导致预算超支。

医院膳食部门应严格把控粮油、禽蛋、肉类、蔬菜、水产五大类食材的采购关,实行公开招标的采购方式。医院一般委托采购代理机构进行公开招标,采购文件初稿交由医院审计部门进行审核,审核无误后提交招投标管理办公室,经招标办最终审核通过后,采购代理机构方可在政府采购网等平台公示采购公告。在招标流程中,现在更多医院膳食部门采购的做法是,每月采用省高校后勤物资联合配送中心采购价格,采购价格透明公开。或是粮油、禽蛋、肉类、蔬菜、水产五大类食材在招标文件中拟定省高校后勤联配价格下浮基础。值得一提的是,招标文件中应准确规范产品品牌、质量要求、规格,制定详细的产品采购标准,以便在合作中规范供应商行为,确保原材料质量。

医院膳食部门管理人员应掌握市场食材动态,了解市场供需状态。由于生鲜类食材价格波动较大,医院应建立由内部审计部门、财务科、纪委办公室、膳食部门、供应商多方组成的询价小组,每月组织市场价格调研。在采购食品时,应当按批次向供货者或生产加工者索取以下证明食品符合质量标准或上市规定以及证明食品来源的票证:食品质量合格证明;检验(检疫)证明;销售票据;有关质量认证标志、商标和专利等证明;强制性认证证书(国家强制认证的食品);进口食品代理商的营业执照、代理资料、进口食品标签审核证书、报关单、注册证。

二、采购管理平台搭建

医院传统采购方式可能存在寻源范围小、串标、围标、报价虚高等现象,采购人容易依赖以往采购经验及能力,对采购价格控制缺乏有效的决策依据及大数据分析能力。为规范采购流程,使采购价格更合理,可由政府部门或领袖医院牵头建立采购管理平台,让多家医院参与其中。如可在采购管理平台进行价格公示、供应商评分管理、采购来源推荐等,可有效整合采购资源,为采购价格的合理化提供有效数据支撑,为医院采购提供支持。

三、供应商管理

与供应商建立合作关系后,本着双赢的原则,医院膳食部门在招标环节就应准确规范产品品牌、质量要求、规格,制定详细的产品采购标准,以便在合作中规范供应商行为,确保原材料质量。同时,提前做好市场调查,掌握价格信息,给供应商留出合理的利润空间。

(一)供应商评价机制

供应商考核小组由厨师长、计量员、仓库保管员组成,膳食部门与供应商签订合同后,应每月对供应商进行一次评价。考核包括产品质量、供货价格、供货时间、供货能力、应急保障和售后服务等关键指标,食材不新鲜、来料异物、冰冻食材含冰量超标、破损率等均列入考核。供应商评分采用百分制,评价结果依照评分分为四档:95分以上为优秀、85—94分为良好、80—84分为合格、80分以下为不合格。评价结果以书面形式反馈给供应商。

(二)供应商评价办法

在货品验收或使用过程中若出现货品伪劣、货不对版的问题,以及引起食品安全等危害人身安全的问题,除退换货外,还应处以书面警告,并依据合同处罚条款予以处罚,严重者暂停供货资格乃至终止合同,直至追究法律责任。供应商评价考核可作为下次招标时膳食部门管理者对供应商选择提供依据,为膳食部门管理者的选择提供信息支持。

供应商具体评价奖惩实施办法如下。

1. 供应商评价内容

主要从诚信守法经营、企业内部严格管理、销售行为规范,在合同期内无不良记录,积极配合膳食部门日常需要,并能配合医院紧急临时任务等要求等方面进行评价。

2. 供应商奖惩

供应商在履行合同过程中,如存在以下违规行为,将立即终止供货合同,并将该供应商列入"黑名单"。

(1)向膳食部门工作人员行贿、送回扣,包括现金、物品和有价证券等。

(2)私自邀请膳食部门工作人员参加参观学习、宴请、旅游等活动。

(3)私自报销膳食部门工作人员个人或者班组的消费费用。

(4)违规向厨师长或采购人员推荐膳食部门非必要采购的物品。

(5)非法买卖膳食部门各类采购信息。

（6）伪造提供虚假证件、票据、资质文件，供应假冒伪劣产品。

（7）其他涉及商业贿赂或不正当竞争等各种不良行为。

（8）发生严重的食品安全事故。

发生以下行为，将予以警告或调整配送范围直至终止合同。

（1）月平均分连续三次以上低于80分。

（2）提供的食材等货品不符合国家规定和（或）合同要求的质量标准。

（3）未在规定时间内供应货物且未通知膳食部门。

（4）遇到负面事件，不积极处理、不承担责任的。

（5）证件过期不能在规定时间内更新或未按照规定提供完整证明材料的。

（6）供货价格高于市场价。

（7）供应商不良行为登记、变更审查。

如果供应商在一年内因各种问题收到书面警告三次，或在月评价中结果为"不合格"三次以上，将立即终止和该供应商的供货合同。

建立严格的供应商变更、登记以及追溯制度。列入黑名单的供应商，有权不予接受变更。有不良记录的供应商，将严格审查、追溯，原则上不予变更。

第二节　验收入库

膳食部门验收入库是医院验收管理的一个重要组成部分，是把控物料质量关最为重要的一环。

一、新鲜食材验收流程

由厨师长、计量员、仓库保管员三人共同组成食材验收小组，每天需严把食材验收关。验收小组需对应招标文件，对供应商配送的食材品种、品名、规格、数量、新鲜程度、农药残留检测等事项进行验收。验收完毕后，由验收小组共同签字确认后入库，具体验收规范见第七章第二节。

二、入库物料验收流程

入仓库物料需由仓库保管员凭采购订单与计量员双验收,来料须在采购目录内并符合采购标准要求,送货数量超出采购数量部分,应拒绝接收。

三、仓库管理

膳食部门应加强物料的出库管理和监督,指定专人领料,入库的物料由专职仓库管理员管理,登记出入库台账,严禁擅自出库。每月末盘库一次,做到账物相符。

第三节　生产销售

一、粗加工与切配

传统餐饮一般采购原材料自行切配加工,建立粗加工间、切配间。随着医院膳食部门服务的社会化改革与医院多院区的运营发展,中央厨房净菜加工配送模式成为当下医院膳食部门服务模式选择的热点。医院膳食部门向外部中央厨房采购已经加工完成的净菜,直接烹饪,省去了清洗与切配环节,给膳食部门的运营减少了人员及场地成本。

中央厨房运输的时效性限制了原材料的选择范围,尤其是在夏季高温情况下,易腐烂的番茄、冬瓜、叶菜类品种,即使采取冷链运输,在密闭运输环境中也容易变质。莴笋片、土豆丝等需保水运输的食材,容易氧化变色、产生异味。此外,菜品烹饪出品后发现的异物,往往较难界定其来源是外部中央厨房还是医院内部膳食部门,造成食品安全问题难以追溯。同时,由于食材从切配到烹饪时间的拉长,也容易导致蔬菜菜品质量下降。

笔者所在医院属于多院区管理模式,6个院区共有16个餐厅。新建院区考虑到第三方公司中央厨房的弊端,决定自建中央厨房,供给部分院区餐厅。医院餐厅采用自加工和中央厨房加工相结合的粗加工切配方式,在日常运行中,优化人员结构,食品安全得到更充分保障。中央厨房建设智能化设备配置见第二章第一节。

二、烹饪与销售

（一）生产安全体系建设

医院膳食部门应建立健全的生产安全责任制。根据餐厅的面积,依照要求需配备厨房灭火系统、燃气报警系统等设施设备。烹饪间作为医院防火重点区域,厨师长及烹饪操作人员应重点把控生产安全。明确燃气报警、火灾报警、灭火器使用第一、二责任人,要求每位厨师上岗前实操灭火器并考核,熟记院内外消防报警电话及消防手报按钮位置,定期开展消防演练,提升操作人员突发事件应急处置能力,确保生产安全。

笔者所在医院响应政策推行"明厨亮灶",后厨操作区域监控全覆盖,重点操作环节监控实时投放给就餐者,强化员工食品安全监督机制,就餐者的监督能让操作者更加自律。医院膳食部门可借鉴社会餐饮经验,建设"开放式透明厨房",操作区域可视化,使后厨"可视、可感、可知",提高食品安全保障水平。

安全无小事,医院膳食部门应形成食品安全、生产安全巡查制度,食品安全员与各班组长组建安全巡查小组,定期对各班组进行巡查,并反馈到班组监督整改。笔者所在医院管理组每月还会进行各院区交叉检查,形成"日管控、周排查、月调度"的工作机制。

（二）业务水平建设

菜品质量的高低会直接影响职工及患者对膳食的满意度,厨师团队业务水平的提高有助于菜品质量的改善。厨师长团队制定每月菜单,交由膳食管理组讨论后,下发多院区实行,菜单进行同质化管理。

厨师团队"以老带新",形成氛围良好的师徒关系,为新员工创造积极学艺的氛围,留住优秀厨师。笔者所在医院各院区厨师还会通过轮岗、厨师班组夕会等方式开展头脑风暴,拓展厨师思维,培养厨师队伍创新能力,对于开发制作创新菜品的厨师给予特别的奖励。

与此同时,本院厨师不定期与外院厨师换岗交流,开展外院厨师交流月活动。建立多医院多院区协作,医院膳食部门档口互换等形式,提高厨师团队不同地域菜系烹饪水平。积极邀请行业内外各界高级厨师莅临指导,开展技能培训,提高厨艺技能。

另外,笔者所在医院膳食部门定期开展厨师沙龙、团拜会等活动,各院区厨师相互切磋厨艺,争夺"金马勺"奖,营造浓厚的学习氛围。

第四节　评价反馈

定期对医院膳食部门经营进行业务数据分析,收集就餐人员反馈信息,可以将持续质量改进逐步渗透到医院膳食部门管理活动中,如此这般,能将被动服务变成主动服务。

一、业务数据分析

随着现代医院后勤服务专业程度逐步提高,为加快推进数智化膳食部门建设,医院膳食部门将越来越多的服务转移到线上,实现了全流程可视化管理,因此有了更多供业务分析的基础数据。医院膳食部门营业的各项指标,包含人流量数据、热销菜品、就餐人次分析、评价指标、原材料成本等,可辅助管理人员进行决策。

（一）人流量与就餐人次分析

基于卡务结算时间基础数据,可对餐厅就餐人次与动态人流量进行统计,分析发现职工就餐人数与时间段、周期(星期、月等)、院务活动(如周会)、进修期、节假日等因素存在相关性,教学医院就餐人次还与学生放假时间存在联系。患者就餐则和医院出入院时间、专家门诊时间等因素关联。不同医院膳食部门可根据医院自身特点进行分析,从而实现精细化管理。

（二）菜品数据分析

分析菜品的销售数量,可以更好地掌握就餐职工喜好利用大数据筛选职工点餐习惯,精准推送菜品。菜品的销售数量、菜品复购率,与厨师、菜品开发人员绩效挂钩,激励员工工作热情。

笔者在膳食部门管理和经营过程中分析菜品数据发现,在医院多院区经营模式下,各院区的人员年龄结构、男女组成比例所产生的口味差异,对院区菜品销量都产生了重要影响。

（三）投诉分析

通过搭建投诉建议平台,管理员可实时接收客诉信息,帮助我们及时处理问题。就餐人员投诉,一般分为异物投诉、服务态度投诉、菜品质量投诉、服务流程投诉。我们可以从就餐人员投诉的问题中发现管理漏洞。

在多种类型投诉中,部分投诉可以有针对性地找到问题个人或环节,制定奖惩措施,从根本上有效解决问题。另一部分投诉,需要我们利用 PDCA 循环[P(plan)计划,D(do)执行,C(check)检查,A(act)处理]、头脑风暴等工具做持续质量改进,以提高效率和精益管理。

二、膳食满意度分析

2019 年 1 月国务院办公厅印发《关于加强三级公立医院绩效考核工作的意见》,膳食满意度成为"国考"指标。膳食满意度作为膳食服务效果的一个呈现,进行膳食满意度调查的现实意义是为了能够进一步了解医院膳食部门在餐饮服务方面的表现,探索影响膳食满意度的各种因素,对提高医院膳食部门服务能力,进一步明确今后管理工作新方向,具有重要意义。

医院膳食部门应主动征集满意度数据,笔者管理膳食部门定期向全院通过钉钉发放满意度问卷,问卷回收率在 25%～30%。除此之外,线上膳食部门对每一笔订单结束后,可邀请就餐人员填写评价与反馈,加大样本收集量。

膳食满意度调查可以从结算系统、工作人员服务态度、用餐环境、餐具卫生、菜品分量、菜品口味、菜品新鲜程度、菜式搭配的合理性、菜式更新的频率多维度设计,参照"国考"答题设置,给出就餐人员"非常满意""比较满意""比较不满意""非常不满意"四个选项。结果统计中,将选项"非常满意"赋 100 分,"比较满意"赋 66.67 分,"比较不满意"赋 33.33 分,"非常不满意"赋 0 分。按医院膳食部门的运营时间做纵向分析或是将不同膳食部门满意度做横向比较,寻找膳食部门管理中的短板和就餐人员最为关注的问题。

同时,针对调查问卷中收集到的开放性问题进行点对点电话回访,对满意度低的临床科室进行现场走访,有针对性地解决膳食满意度低的问题。

第五节 监督管理

建立由医院工会、财务、内审及部分职工代表组成的管理委员会,作为医院膳食的外部监督机构及民意反馈渠道。打造阳光餐厅、透明厨房,打造"明厨亮灶"工程,重点操作流程可视化,主动接收就餐者的监督。患者及其家属、院内职工可在多平台多终端完成在线反馈、现场投诉,建立多渠道信息收集,确保信息畅通。

第六章

廉政安全管理

膳食部门是医疗机构的一个重要组成部分,而膳食作业过程中涉及的环节众多,容易出现廉政风险,因而膳食部门的廉政安全管理尤为重要。通过常态学习、健全制度、建立监督机制等方式,推进清廉膳食部门建设,切实维护好医、护、病、属的利益,解决好员工及社会最为关注的热点与焦点问题。

第一节 清廉膳食部门建设

为深入贯彻党的二十大精神,全面落实省委关于打造新时代清廉建设高地的部署,在更高水平、更深层次上积极推进清廉膳食部门建设,以永远在路上的坚定执着,为坚定迈向中国特色医院前列提供坚强保障。

清廉膳食部门建设是为职工、患者及其家属舌尖上的"安全""清廉"保驾护航,是助推清廉医院建设的一个缩影。然而,笔者所在医院院区多、人员庞杂、采购量大、管理环节风险点多等特点,都为医院清廉膳食部门的建设带来了巨大压力。

本着提升膳食服务质量、创建清廉膳食部门的目标,扫清膳食部门廉洁监管死角,让"清廉膳食部门"真正惠及每一位职工、患者及其家属,膳食部门需建立相关膳食部门管理制度,责任到人,规避膳食部门廉政风险。

一、内控风险管理

针对医院膳食部门普遍存在管理难度大、廉政风险死角多等特点，应把膳食部门廉洁风险点的管控作为"清廉膳食部门"建设的重中之重。膳食部门应坚持标本兼治、综合治理、惩防并举、注重预防的方针，以全面排查廉洁风险为基础，在严格规范采购，验货、入库、保管、出库、加工备餐、清洗消毒等操作程序的基础上，进一步完善对重点领域和关键环节的监督抽检，做到台账详尽，凭证齐全，分工明确，职责清楚，点面结合，环环相扣，从根源上杜绝在各环节可能出现的廉政风险，为"厉行节约、反对浪费"做好制度保障。

（一）严把监管关

"严"字当头抓监管。医院可建立由工会、财务等部门以及部分职工代表组成的膳食管理委员会，定期或不定期对膳食部门日常工作进行监督管理。从食材清洗到餐具消毒，从食材采购价格到库存食材的保质期，让所有环节处在监控之中，一旦发现问题需立即整改。同时，阳光食堂的打造使得膳食部门的操作环境及流程可视化，为医院职工提供了更为直观的监督窗口，能显著增强职工对膳食部门的了解，提升信任度。第三方的监督能有效加强膳食部门员工的自律性，为膳食部门的健康运行提供有力的保障。

（二）严把采购关

采购是膳食部门工作的重要环节。膳食部门一般采用公开招标等方式对粮油类、禽蛋类、肉类、蔬菜类、冻品类等物资进行采购。采购价格一般可以市场价格为基准价（或采用如高校联配价格作为基准价），在此基础上向下浮动，保证采购价格合理化、透明化。厨师长、计量员、库管员等重点岗位工作人员应定期对来料质量、供货服务等进行考核评价，如有货品质量、供货服务方面的问题，应及时与供应商沟通并依据合同条款进行处罚。每月膳食部门应组织由医院其余部门如内审部门以及供应商一同参与询价小组进行市场询价，了解市场行情，确定生鲜类产品最新基准价。

（三）严把验收关

膳食部门验收环节是使食材等货品从源头确保品质的重要环节。为确保验收的准确性,膳食部门一般采用双人验收,由厨师长或厨师领班、计量员或库管员组成验收小组,主要验收供应商配送的食材品种、规格、数量、新鲜程度以及农药残留检测等事项,如有问题需及时向采购人员反馈。验收完毕后,由验收小组共同签字确认后入库。

（四）严把出库关

膳食部门应重点关注物料的出库管理和监督,指定专人领料,库房管理员依据厨师长、厨师领班两人同时签字的领料单出库,严禁擅自出库。每月应进行一次盘点,做到账物相符。

（五）严把结算关

全面推行智慧膳食部门建设,如采用智慧化膳食部门管理系统,搭建全流程智能化,以及线上点餐、线上结算、线上充值、卡务管理等功能的开通,使员工的支付、充值等流程环节做到公开、透明,杜绝漏收费、少收费等现象。

通过智慧膳食部门建设等一系列举措能有效防止微腐败、违纪违法等行为的产生,为清廉食堂乃至清廉医院的建设筑起来了一道廉政风险防范线。

（六）重点岗位人员定期轮岗制度

依据岗位承担的风险责任,膳食部门应对验收、仓管、厨师长、采购、出纳、会计等岗位实行定期轮岗。定期轮岗制度的实行让供应商做到讲诚信、讲信誉、讲服务、讲质量,让膳食部门工作人员做到不敢腐、不能腐、不敢腐,为打造"清廉食堂"提供了制度保障。

（七）创新膳食部门工作方式

膳食部门可创新工作方式,提升膳食服务质量,塑造膳食部门形象及膳食文化。通过积极开展"光盘用餐行动""阳光窗口""清廉食堂"等评比活动,让医院职工参与到日常工作监督、膳食文化建设中来,形成推动"清廉食堂"成长的新合力。

第二节　节约型膳食部门建设

节约型膳食部门建设是清廉膳食部门建设的重要一环。为深入贯彻《中华人民共和国反食品浪费法》《党政机关厉行节约反对浪费条例》等相关规章制度,医院膳食部门应持续推进"厉行节约,反对餐饮浪费"准则,有效落实反食品浪费的各项举措,推进节约型膳食部门建设落细落实。

一、强化科学配餐

为加强膳食部门内部管理,应抓住丰富营养和节约粮食两个关键点,更新膳食部门菜谱,合理搭配膳食,确保食材物尽其用。膳食部门工作人员应及时掌握实时就餐情况,根据流动就餐人数,动态调整出菜数量。推出小份菜、半份菜,方便员工按需点餐,避免浪费。

在原材料流通环节,部分原材料储存时间长、使用不及时、烹饪不规范,极易造成不必要的损耗。让员工树立节约环保意识,并将节约环保意识贯穿于采购、切配、粗加工、烹饪、销售各个环节。掌握人流量高峰时间段,合理配置菜品出品时间和分量,及时增减菜品,考验厨师长的统筹协调能力。售餐班组每餐登记菜品倾倒数量,核算成本,全方位建设节约型膳食部门。

二、强化环节管理

建立食材收储运专区,如可分类设置冷库区和净菜区,做到分类分项存放,确保食物新鲜卫生,同时制定"单随物走"制度,并定期开展检查整理。此外,医院膳食部门需建立食材留样、保质管理制度等制度,实施痕迹管理、质效管理,强化收发存等流程在内的食材全周期管理体系。

膳食部门财务每月公布各餐厅食材利用率、烹饪用油与就餐人数数据分析、一次性用品与就餐人数数据分析,形成餐厅排名,与厨师长、领班绩效考核挂钩,减少各环节产生的不必要浪费。

三、强化节能改造

在医院餐厅积极推广使用节能新品种新技术,可提高能源的使用效率,降低能源损耗。可对后厨操作间炉灶实施升级改造,与传统炉灶相比,节能炉灶的使用寿命更长、燃烧更充分,且更低碳、更省时、更省气。

四、强化垃圾处理

可在医院餐厅建立"公共机构垃圾分类回收示范点",建成日处理能力较强的餐厨垃圾就地处理设备,实现减量化、无害化、资源化处理。膳食部门需规范厨余垃圾称重、转运、处置等全流程,建立健全厨余垃圾收运监管机制,确保可视可控。

五、强化线上服务

信息化助力膳食服务是建设节约型膳食部门的重要手段。通过开发订餐服务模块,开通点心、净菜、熟食等品种的线上预订服务,既实现了膳食部门按需采购和精准备餐的科学要求,也为职工提供了便利。

六、强化氛围营造

膳食部门应积极倡导节约就餐的理念,引导用餐人员形成节约粮食的行动自觉。如常态化组织开展"光盘行动"主题活动,张贴"勤俭节约""光盘""光瓶"等提示标语,滚动播放"厉行节约 文明用餐"专题宣传片,营造浓厚的节约氛围,减少舌尖上的浪费。

七、减少一次性用品使用

为保护环境,减少一次性用品的使用,膳食部门工作人员应鼓励用餐人员自带打包餐盒,并在膳食部门实行有偿提供打包餐盒等举措。同时,可在咖啡馆等场所推出自带杯减免部分费用的举措,以及在膳食部门内场操作严禁使用一次性用品。

第三篇

安全篇

第七章

食品安全管理

餐饮行业发展速度非常快,餐饮需求又是复杂多变的,医院餐厅在结合自身条件和环境因素的情况下,在满足人们的饮食需求的同时,也更需重视其带来的潜在食品安全风险。

依照国家市场监督管理总局发布的《企业落实食品安全主体责任监督管理规定》(2022年11月1日施行),应当建立健全的食品安全管理制度,落实食品安全责任制,依法配备食品安全员、食品安全总监,明确食品安全主要负责人、食品安全总监、食品安全员的岗位职责。

第一节　食品安全风险识别及控制

医院膳食部门作为医疗机构的重要后勤保障部门,主要为医院职工、患者及其家属提供膳食服务,膳食部门可使用危害分析与关键控制点(HACCP)体系对食品安全风险进行识别。

HACCP体系已在全球各国的食品加工企业得到了广泛的应用和长时间的发展,是一种控制食品安全危害的预防性体系。HACCP体系通过对原料、关键生产工序及影响产品安全的人为因素进行分析,确定加工过程中的关键环节,建立、完善监控程序和监控标准,采取规范的纠正措施,从而使食品安全危害风险降低到最小或可接受的水平(见图7-1)。

HACCP体系包含7项基本步骤:①危害分析;②确定关键控制点;③建立控制限值;④建立关键控制点监控程序;⑤建立某个控制点失控时的纠正

措施;⑥建立证明 HACCP 体系有效运行的验证程序;⑦保存相关记录。

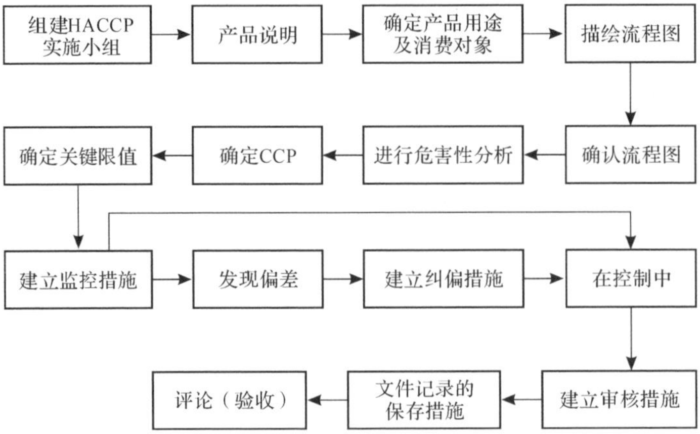

图 7-1　HACCP 建立步骤

一、建立 HACCP 小组

　　HACCP 工作小组负责制订 HACCP 计划以及实施和验证 HACCP 体系。HACCP 工作小组的人员组成应保证建立有效 HACCP 体系所需要的相关专业知识和经验,应包括医院膳食 HACCP 体系实施的领导、食品安全总监、食品安全员、厨师长、采购部主要成员以及其他必要人员(见表 7-1)。技术力量不足的可以外聘专家。

表 7-1　HACCP 小组成员表

姓名	职务	组内职务	职责

二、医院膳食加工流程

　　笔者所在医院的 6 大院区餐厅由膳食部门直接领导、垂直管理,根据职能不同可分为管理组、采购组、烹饪组、售餐组、消洗组等。根据餐厅提供的膳食产品品类,可分为热加工食品、冷加工食品、预包装食品、自制饮品等。

产品加工流程依照由生到熟流向,包括菜单确认、原辅料采购验收、仓储、粗加工、烹饪加工、打包售卖、餐具清洗等步骤(见图 7-2)。

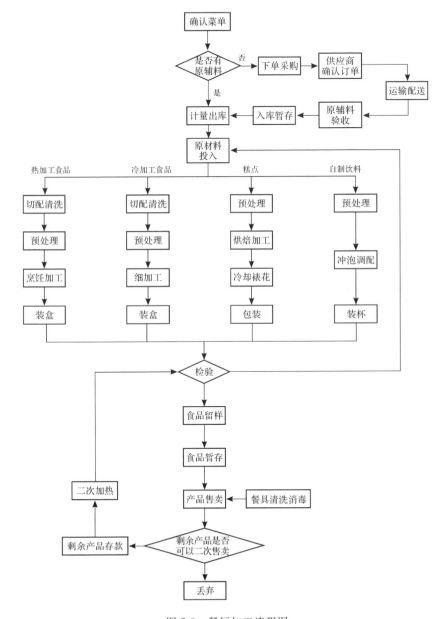

图 7-2 餐厅加工流程图

三、加工过程危害分析

食品安全危害是指食品中所包含的对健康有潜在危害的物理、化学、生物因素。物理因素包括混在食品中的各类杂质包括毛发、昆虫、金属、橡皮筋等异物；化学因素包括农兽药残留、重金属残留、非法添加的添加剂及清洗剂等；生物因素包括各类细菌、病毒、寄生虫等。

危害分析是基于终产品加工流程，从物理、化学和生物3个方面分析可能引起污染及其影响因素，以明确加工过程各环节存在的潜在危害，进而建立针对危害因素的控制措施。

HACCP工作小组应根据加工流程、危害识别、危害评估、控制措施等结果建立危害分析表（见表7-2），包括加工步骤、考虑的潜在危害、显著危害判断的依据、控制措施，并明确各因素之间的相互关系。在危害分析表中，应描述控制措施与相应显著危害的关系，为确定关键控制点提供依据。HACCP工作小组应在危害分析结果受到任何因素影响时，对危害分析表做出必要的更新或修订。应保持形成文件的危害分析表。

四、确定关键控制点

关键控制点（CCP）是能进行有效控制危害的加工点，通过对关键控制点进行有效的风险控制，可防止危害发生或使之降低到可接受的水平。

HACCP工作小组应根据危害分析所提供的显著危害与控制措施之间的关系，识别针对每种显著危害控制的适当步骤，CCP仅在危害分析结果确定为显著危害时才确定。关键控制点应建立于需实施控制措施的步骤和偏差可能导致生产潜在不安全食品的步骤。

一般而言，关键控制点为可以量化的加工节点，例如验收阶段的农兽药残留指标；食材原辅料储存的温度、湿度、时间；烹饪时的温度、时间；菜品销售时的温度；餐盘清洗、消毒的温度及时间等（见表7-3）。

表 7-2　危害分析表

加工步骤	确定在本步骤引入、控制或增加的潜在危害	是否需要解决这种潜在的危害	判断依据	防止这种危害预防措施或机制	是否为关键控制点
确认菜单	化学因素:食材中天然存在的化学物质、过敏原	否	1.高风险食品原料可能因处理加工不当引起食物中毒; 2.食品中的某些成分可能对部分易感人群产生危害	1.对高风险原料进行识别,特别注意该类食材的处理加工方式; 2.对易导致过敏的食材,特别是作出成品后不易肉眼辨别原辅料的产品进行特别标识	否
原辅料验收(CCP1)	物理因素:异物 化学因素:农兽药残留 生物因素:致病微生物、寄生虫	是	1.产品或带病或不新鲜可能引入或增加致病微生物; 2.未按规定使用农兽药导致农兽药残留; 3.过期或包装破损可能导致掺入异物或致病菌	1.建立原辅料感官验收标准,不符合感官要求的拒收或退货; 2.提供与原辅料相对应的合格证及检测报告	是
原料储存	生物因素:致病微生物、寄生虫	否	1.存放时间及温度、库房环境控制不当,可能导致微生物、寄生虫侵入或繁殖; 2.散装原料未密封保存、库位摆放不合理,可能造成交叉污染,滋生致病菌	1.控制存货量; 2.按原料标签规定分类储存,确保储存环境(温度、湿度)适宜	否
原料投入(CCP2)	化学因素:食品添加剂超范围、超剂量使用	是	在加工过程中因操作不当、计量器具有误或对相应规定不了解造成食品添加剂超范围超剂量使用	1.建立食品添加剂管理机制,专人领用、专人使用、专柜保存、专册记录; 2.定期校验添加剂计量器具; 3.增加日常检查和专项抽检频次; 4.加强相关人员业务培训和职业道德培训	是

续表

加工步骤	确定在本步骤引入、控制或增加的潜在危害	是否需要解决这种潜在的危害	判断依据	防止这种危害预防措施或机制	是否为关键控制点
切配清洗	物理因素:异物、杂质;化学因素:清洗剂残留、产生组胺;生物因素:致病微生物、寄生虫	否	1.清洗不彻底;2.不同食材交叉污染;3.清洗剂浓度过高、消毒时间过长、冲洗不彻底;4.解冻温度过高或时间过长;5.原料中本身携带,未处理干净	1.感官检查;2.不同食材砧板、刀具、容器分类使用;3.严格控制解冻时间和温度	否
细加工(冷加工食品)	化学因素:清洗剂残留;生物因素:致病微生物、寄生虫	否	1.清洗不彻底;2.操作过程中由人或器具引入寄生虫、致病微生物;3.清洗剂浓度过高、消毒时间过长、冲洗不彻底;4.原料中本身携带,未处理干净	1.使用专用熟食砧板、刀具、容器;2.严格控制洗涤剂用量;3.严格控制凉菜的品种和数量;4.加强人员业务和职业道德培训	否
烹饪加工(CCP3)	物理因素:杂质、异物;化学因素:致癌物、天然毒素;生物因素:致病微生物	是	1.食材采购或加工过程引入;2.加工时间或温度不够,致病微生物不能被杀灭、有毒成分不能被消除;3.油温控制不当;烧焦;4.其他加工过程引入	1.感官检查;2.识别高风险品种,热菜每餐抽检中心温度达到70℃以上;3.加大日常检查和专项抽检频次	是
烘焙加工(CCP4)	物理因素:杂质;化学因素:致癌物;生物因素:致病微生物	是	1.食材采购或加工过程引入;2.烘焙温度控制不当;烤焦;3.加工时间或温度不够,致病微生物不能被杀灭;4.其他加工过程引入	1.感官检查;2.识别高风险品种,热菜每餐抽检中心温度达到70℃以上;3.加大日常检查和专项抽检频次	是

加工步骤	确定在本步骤引入、控制或增加的潜在危害	是否需要解决这种潜在的危害	判断依据	防止这种危害预防措施或机制	是否为关键控制点
食品暂存	物理因素：异物；生物因素：致病微生物	否	1. 在常温下存放时间过长（2 小时以上）时，可能造成微生物繁殖过多； 2. 存放环境控制不佳或存放方式不当，造成交叉污染； 3. 售餐人员个人卫生控制不佳，可能带来病毒或致病菌； 4. 售餐人员穿着不规范可能引入发丝等异物	1. 严格成品暂存要求，热加工食品 60℃以上专区暂存,冷藏食品严格按照要求冷藏储存； 2. 2 小时以内售完，未售完食品按剩余食品处理； 3. 对人、售餐环境及器具的卫生控制； 4. 开餐期间,对售餐人员的巡视检查； 5. 加强人员业务和职业道德培训	否
餐具清洗消毒（CCP5）	物理因素：杂质；化学因素:消毒剂残留；生物因素:致病微生物残留	是	1. 黏附在餐具上的残渣； 2. 消毒清洗液浓度不足、浸泡时间过短可能导致灭菌不彻底； 3. 消毒清洗液浓度过高、消毒时间过长、消毒后冲洗不彻底致使消毒剂残留	1. 餐具清洗消毒流程及标准建立,严格控制消毒液浓度、消毒时间等,保证消毒后彻底清洗； 2. 采用自动化清洗消毒设备； 3. 加大日常检查和专项抽检频次； 4. 加强人员业务和职业道德培训	是
剩余产品存放	物理因素:杂质、异物；生物因素:致病微生物	否	剩余食品存放环境、温度、时间不当,致使致病微生物过量繁殖、异物掉落	1. 控制供餐数量,减少剩余食品； 2. 严格剩余食品管理（存储时间、温度）	否
二次加热（CCP3）	生物因素:致病微生物	是	二次加热时间或温度不够,致病微生物不能被杀灭	1. 做好感官检查； 2. 每餐抽检中心温度达 70℃以上	是

表 7-3 医院餐厅产品加工 HACCP 计划表

关键控制点	显著危害	关键限值(CL)	监控				纠正措施	记录	验证
			对象	方法	频率	执行人			
原辅料验收(CCP1)	化学因素:农兽药残留;生物因素:致病微生物、寄生虫	验收合格(原辅料验收标准)	采购的各类原辅料	索证索票感官验收	每批次抽检	验收员	1.拒收;2.让步验收;3.查明原因	验收记录;不合格品处置记录;退换货记录	供应商评审;检测报告
原料投入(CCP2)	食品添加剂超范围、超剂量使用,危害人体健康	参照食品添加剂标签说明使用范围和使用限量	食品添加剂	称重	每次	使用人员	1.做报废处理;2.查明原因	食品添加剂使用登记表	电子秤年检
烹饪加工(CCP3)	化学因素:致癌物、天然毒素;生物因素:致病微生物	热菜:爆炒速成的大块食品;主食:需蒸煮的冷冻食品;需二次出售的剩余热制品	菜品	测量食物中心温度	每餐抽查	厨师	继续加热;查明原因	食品温度计检查登记	中心温度计巡检
烘焙加工(CCP4)	化学因素:致癌物;生物因素:致病微生物	食品烘焙,特别是冷冻、冷藏食品的烘焙	糕点	蒸烤箱温度	每餐抽查	面点师	继续加热;做报废处理;查明原因	蒸烤箱温度登记表	蒸烤箱温度计年检
餐具清洗消毒(CCP5)	物理因素:杂质;化学因素:消毒剂残留;生物因素:致病微生物残留	消毒液有效浓度、消毒时间	餐具	专用试纸计时检测	每餐抽查	消洗间班组长	设置洗涤剂浓度;重新清洗餐具;查明原因	消毒清洗登记	检验抽查

五、确定关键限值

关键限值对于 HACCP 体系的建立而言至关重要,应设置合理、适宜、操作性强、符合实际和实用的关键限值。如果关键限值过严,致使未发生能影响食品安全的情况也要求采取纠偏措施,则耗时费力;如果关键限值过松,又会导致不安全的产品出品。

关键限值可以确定关键控制点是否处于控制中,并可以区分可接受产品与不可接受产品。关键限值应可测量或可观察。每个关键控制点会有一项或多项控制措施确保预防、消除已确定的显著危害或将其减至可接受的水平,每一项控制措施要有一个或多个相应的关键限值。

应对关键限值进行确认,以保证关键限值的实施能够将危害控制至可接受水平。关键限值的确认可来源于国家法律法规、国家标准、科学刊物、专家、试验研究、行业惯例和企业历史生产数据等。

六、建立监控程序

管理组应制定并执行监控程序,且根据监控结果来调整生产,进而确定产品性质或加工过程是否符合关键限值的要求。

通过监控能够发现关键控制点是否失控,监控系统应能够及时发现所有偏离关键限值的情况,以及时对产品进行隔离和评估。

七、采取纠正措施

当认为关键控制点失控时,应确立偏离关键限值或不符合关键限值时采取的程序或行动。一般而言,纠正措施应在 HACCP 计划中提前决定,其具体举措包含如下两步。

第一步:纠正或消除发生偏离的原因,进行重新加工控制。

第二步:确认在偏离期间生产的产品并做出处理决定,采取纠正措施,并在包括产品的处理情况时应加以记录。

八、验证程序

验证程序用来确定 HACCP 体系是否按照计划运转或计划是否需要修改,以及确认使用的方法、程序、检测及审核手段是否有效。

九、保存相关记录

企业在实行 HACCP 体系的过程中,需保留大量的技术文件和日常的监测记录。这些记录应全面具体,主要包括体系文件、HACCP 体系的记录、HACCP 小组的活动记录、HACCP 前提条件的执行以及监控、检查和纠正记录等。

第二节 食品安全管理制度

上述食品安全识别与控制所使用的 HACCP 体系不是一个独立的体系,其必须建立在一系列前提条件的基础之上,否则将失去作用。因此,需要其他行之有效的管理制度作为支撑,以笔者所在的餐厅管理为例,从"人机料法环"这几个方面建立管理制度。

一、人员管理

为规范餐厅人员管理,保障医疗单位餐厅食品安全,根据《中华人民共和国食品安全法》《食品安全法实施条例》等相关法律法规,制定与之相适应的餐厅人员内部管理规范。

(一)人员健康与卫生控制

新员工需前往疾病预防控制中心或提供健康证办理业务的医疗机构办理健康证,重大公共卫生事件期间应增加相应检测,凭健康证办理入职。

入职后员工每日进行晨检,完成测温登记。晨检不合格者,不能上岗;或管理员查明原因,待排除有碍食品安全的疾病后,员工方可上岗。

餐厅员工每年至少进行 1 次体检,并设有体检档案,凡患有妨碍食品卫生的疾病,如患有由伤寒沙门氏菌、甲型肝炎等病菌引起的急性病,必须调岗,与食品处理区隔离。

(二)员工个人卫生规范

要求每位员工保持良好的个人卫生,应做到"四勤",即勤洗手、勤剪指甲、勤洗澡理发、勤洗衣服。男员工发型整齐,禁止怪异发型,勤整理面部,避免胡须过长。女员工发型整齐,长发用统一发放的头花固定于脑后再戴头巾,短发则用头巾固定好,以免发丝误入饭菜中。

员工进入内场应穿戴清洁的工作衣帽以及口罩,头发不得外露,不留长指甲、不涂指甲油、不佩戴戒指、手链等容易藏污纳垢、不利卫生的饰物。

手部有外伤的员工,不得接触食品或食品原料。使用颜色鲜明的创可贴包扎治疗,并戴上防护手套后方可参与不直接接触食品的工作。

员工上班时不应浓妆艳抹或喷香水,不酗酒,工作时不抓头发、擤鼻涕、挖耳挠腮,不接触不洁物品。

员工的胸牌应随身携带并注意保管,避免丢失或随意借出,如有丢失应立即汇报人事部进行挂失处理。

员工上岗需穿着最新款工作服,工作服应穿戴整齐,裤脚不得卷到脚踝5厘米以上,不得裸露胸腹部。戴好头巾、围裙等,工作时不得穿拖鞋,需穿防滑平底鞋。

(三)员工卫生控制

员工被确诊为患病或有外伤,可能会污染食品的:①管理人员应重新分配任务和安置此员工到非食品加工区,或安排员工回家休养直至可疑健康状况改变或相关检查呈阴性。②员工有外伤时,可用不透水的覆盖物包扎伤口,餐厅管理员可重新分配任务或要求员工回家休养。

(四)供应商人员管理

对供应商配送人员管理要求:①安排相对固定的人员配送货物进入餐厅操作区;②将配送人员的基本信息录入医院系统内,重大公共卫生事件期间对配送人员的相关检测记录进行监测,并按要求提供检测合格证明方可进入餐厅操作区;③配送人员只允许在规定的工作区域内活动,不得进入其他工作区域;④在餐厅进出口,每日对供应商配送人员进行测温登记;⑤供应商配送人员健康要求,同员工一致。

二、门禁管理

1. 权限管理

餐厅区域设有门禁,门禁卡专人专用,权限分级;员工禁止触碰门禁总开关。

2. 安全管理

员工进出有门禁的大门时,须及时关闭大门,防止外来人员尾随;当看到陌生人员且未有管理人员陪同的,膳食部门所有员工看到都应立即上前问明来意,并上报厨师长或管理员。外来人员参观应凭参观凭证或介绍信参观,并进行登记。

三、原辅料验收

在构建食品安全防护体系中,膳食部门应实行全流程管理,形成严密高效的食品安全监督机制,使食品安全落实到每个环节,尤其要强化源头管理。食品原料的采购、验收等原料控制,是保证食品安全的第一步。膳食部门根据国家法规标准的要求采购原料,制定相关的验收规定。

(一)初次验收

与初次合作的供货单位交易时,应索取证明供应商和生产加工者主体资格合法的证明文件,如营业执照、生产许可证、卫生许可证等。产品合格证明文件、产品分销凭证等法律法规规定的其他证明文件,应每年核对一次。

对比招标产品与实际配送产品,在产品名称、产地、规格、有效期等方面,是否符合合同规定。

(二)日常验收

严格按照验收标准,检查核对产品名称、品牌、规格型号、数量、质量,进行验收。坚决实施实地验收与厨师长、计量员、仓库保管员双验收制度,对验收的数量及质量负共同责任。

当现场验收发现以下情形时,需做退货或换货处理:①品牌、规格型号等不符合招标参数与采购要求;②无生产日期、保质期,无生产厂家,无合格证的产品;③临保产品;④存在破损、残缺、腐蚀、失效、外包装不完整等质量明显缺陷;⑤发现有腐败迹象或感官性状异常的;⑥发现过磅不达标、数量不正确或有未经批准采购食材的。

食品添加剂验收入库时,除基本入库检查外,仓库保管员应联系食品安全员登记产品名称、规格、数量、生产批号、保质期、供应单位、进货时间,并填写"食品添加剂出入库登记台账"。

符合采购与入库要求的单据,计量员和仓库保管员或厨师长在送货单据上双签字确认。原辅料的验收标准详见表7-4。

表 7-4　餐厅食材验收标准

种类	验收资质	验收标准	备注
果蔬	第三方农药检测报告(包含全样品); 进口果蔬需提供入境货物检验检疫证明,通关单据等证明文件; 送货单	1.每次随机抽测 3 个品种进行农药残留检测,品质符合《食品安全国家标准食品中农药最大残留限量》(GB 2763—2021)的规定,检测不合格的果蔬立刻封存,并退货处理; 2.新鲜无异物、无虫害; 3.符合采购标准:品种、规格、数量等与叫货一致	蔬菜类、果实类,新鲜时有生物功能,随着鲜度下降,其功能下降,伴随着水分、色、香、味的变化,当水分减少5%时,鲜度明显下降,出现萎凋、收缩、减重、变色或褪色、特有香味丧失甚至出现异味
肉类	肉类分销凭证或检疫合格证明; 质量合格证明; 送货单	1.非疫区; 2.无注水现象; 3.新鲜; 4.符合采购标准:种类,规格,数量等与叫货一致	肉类原料新鲜度下降时,由鲜红色变为褐色、灰色,失去光泽,表面由干燥变得渗出发黏,香气丧失而产生异
禽蛋	禽蛋分销凭证或检疫合格证明; 无菌保洁鸡蛋证明; 送货单	1.非疫区; 2.无注水现象; 3.新鲜; 4.符合采购标准:种类,规格,数量等与叫货一致	
水产	合格证明及产地或来源证明	鲜活、无异味、无变质	鱼贝类等水产品,新鲜时体表光泽、保持自然色调、不失水分体形有张力、眼球充血、眼房鼓起透明、腮鲜红、肉体有弹性;鲜度下降时,失去光泽和水分、腹部鼓起、肛门有分泌物流出、体表发黏、有异味味
豆制品	进货凭证;质量合格证明	无破损,无异味,在保质期内,且不临保	
奶制品	全流程冷链记录; 质量合格证明文件	无破损,无过期,不临保	
冻品	质量合格证明;进口食品应提供入境货物检验检疫证明、通关单据等证明文件	无破损,无过期,不临保	
米面粮油	质量合格证明	无破损,无过期,不临保	

续表

种类	验收资质	验收标准	备注
医用食品	质量合格证明;	无破损,无过期,不临保	
调味品	质量合格证明;	无破损,无过期,不临保,无发霉变质、受潮、无杂质	
一次性用品	产品质量安全监测报告;	无异味,无破损	
食品添加剂	需索证索票,生产许可证明、产品检验合格证明;	无破损,不临保	登记台账

检查方法可分为感官检查、理化检查、细菌学检查等。日常验收中用到的主要为感官检查,感官检查简单易行、结果可靠。理化检测操作简单、结果快速精确,例如果蔬的农药残留检测。而细菌学检测多用于对直接接触食品表面的洁净度检测,包括餐盒表面细菌是否超标、保洁鸡蛋表面是否符合标准。

四、原辅料贮存

(一)食品库房

1.常温库房食品贮存规范

(1)卫生管理

库房必须保持干净、整洁、卫生、通风和适宜的温度及湿度,常温库房最理想的湿度要求不超过75%。

(2)存放管理

库房设施应根据存放的食品类型进行分区,其内部的货台和货架的结构及位置能使贮存的食品和物品离墙离地10cm以上,物资存放做到不着地、不靠墙、不靠顶;小件货品应放在大件货品之前,原则是不遮挡标签;货物存放以上轻下重为原则,保持稳定性,以保证货品及人员的安全;物品的存放按有效期的先后排列,先使用的产品放在容易拿取的位置;存放食品添加剂,必须做到专柜、专架定点定位存放并上锁,标识"食品添加剂"字样,不得与非食用产品或有毒有害物品混放。

（3）安全管理

在贮存货品时,应顾及人员安全、消防安全、卫生防疫安全,有效防止积压、浪费、霉烂、损坏、盗窃。做好库房灭虫防疫工作,出现虫、鼠等应立即联系消杀公司予以处理;定期检查仓库食品保质期,一旦发现临保产品,须及时联系供货商退换。特殊情况无法退换的,由仓库保管员办理报损。

2. 低温库房食品规范

餐厅用于食品贮存保鲜的设备主要分为食品冰箱和冷库,冷库分为半成品冷藏库及半成品冷冻库,食品冰箱分为半成品冰箱及成品冰箱。餐厅应对所有保鲜设备配备温湿度监控装置,建立智能温度监控系统:对餐厅内的所有贮存保鲜设备有独立编码,配置温湿度传感器,将温度、湿度等数据上传到云端小程序或中控平台实时读取云端数据,并通过报警系统反馈到监测者,掌握动态,及时处理。

（1）冷藏、冷冻库管理规范

①使用管理:专人管理、需上锁贮存,专人维修并做到专库专用。领用冷库物资,需仓库保管员陪同,要随时关门,员工不得随意进出冷库,冷库门严禁长开。

②温度及食物有效期管理:冷藏温度 0～8℃,冷冻温度—25～—15℃,置于冷库的食物,冷藏不超过 24 小时,冷冻不超过 7 天,预包装产品等标签标识对保质期另有规定的除外。

③卫生管理:正确使用冷库,保证安全生产,冷库墙、地坪、门、顶灯部位有冰、霜、水的应及时清除;库内排管和冷风机要一周扫霜、冲霜一次,以提高制冷效能,节约用电。

④保修管理:维修采用 3 小时极速回复,通过线上报修,打通厂家与餐厅方的壁垒,实现快速高效维保。

（2）各类食品冰箱管理

①温度及食物有效期管理:温度显示装置良好,实时监控,定期校验,确保冷藏设施正常运转和使用;冷藏温度保持在 0～8℃。冷冻温度保持在—25～—15℃。留样冰箱作为专用冰箱,专人上锁管理,冷藏温度为 0～8℃;自行加工的成品、半成品存放时应贴上标签,注明加工日期和保质期,在规定的时间内使用。

②存放管理：各类食品冰箱中食物应分类存放,防止交叉污染。存放原料、半成品和成品的冰箱或冰柜以及食品留样冰箱应分开使用,杜绝生熟混放,肉、禽、蛋、海产品、蔬菜分类存放,并标明用途及卫生责任人;冰箱内不得存放未清洗干净的非包装食品,不超量贮存食品。开罐食品或成品、半成品可放入盛器中加盖保存,或覆保鲜膜保存。熟制品应当放凉后再冷藏;有异味的食品与易于吸附气味的食品应分别存放,以免串味。同时,应专人负责,落实责任,每日对存放食品进行检查。冰箱冰柜正当使用,不得存放私人物品或与经营无关的其他物品。

③卫生管理：建立冰箱化霜、清洗、消毒登记台账,落实冰箱卫生管理责任人,做到每周一化霜、每周一清洗、每周一消毒,结霜厚度不超过1cm;冰柜和冰箱顶部禁止堆放其他物品,以免影响正常使用。

④保修管理：冰箱、冰柜门使用时即开即关;冰箱、冰柜应放置在平整、牢固的平面上,保持通风良好,远离热源、湿气、油烟,两侧以及背面或墙壁距离不得不少于10cm,顶部不得放置其他发热物品和杂物;过热过湿的物品待冷却或包装后方可进入冰箱。在停电情况下尽量减少冰箱的开启次数。操作过程中出现任何异常现象,应马上切断电源停机,通报管理员或厨师长处理,不得私自开机维修。

(二)非食品库房

非食品库房应与食品库房分开设置,其中应重点关注有毒有害物质的储存。

1.有毒有害物质储存

为保证正常的生产经营,不可避免会使用洗涤剂、消毒剂、杀虫剂等化学品。若不对其进行系统管理,极有可能发生食品污染。

对有毒有害物质的管理,应做到建立清单、专人专柜、标识清晰、领用登记、使用记录、防护措施。

(1)建立清单

需制定有关有毒有害物质的储存和使用管理规定,对所用到的化学物质都建立清单明细以及填写使用记录表。餐厅中常见的有毒有害物质可分为洗涤剂、消毒剂,必须满足《食品安全国家标准消毒剂》

（GB 14930.2—2015）、《食品安全国家标准洗涤剂》（GB 14930.1—2015）B类产品的相关要求。

（2）专人专柜

有毒有害物质应有专门的场所或固定容器贮存，统一贮存在远离食品和加工区域的化学品储存柜或化学品库房中，并设警示标志。仅仓库保管员拥有存储或拿取有毒有害物质的权利。食品级化学品应与非食品级化学品分开暂存，以免意外混合或误用。除了卫生和生产的需要，均不能在食品加工区域使用和存储有可能污染食品的任何种类的化学品。

（3）标识清晰

所有有毒有害物质必须正确标识，且使用过程中要保持标识完整。化学物质储存柜或化学品库房中的化学品尽量保留原固定包装，有明显的品名标识和该化学物质的安全技术说明书（MSDS）。对于出库的化学品，也应在明显位置标明品名、开启日期以及失效日期。

（4）领用登记

各班组长线上提交领用申请（包括领料日期、化学物质名称、规格以及数量，并签字），经厨师长或管理组审核后方能出库。

（5）使用记录

医院膳食部门应培训员工有毒有害物质使用方法、认识其危害，并掌握应急处理流程。各班组长领用到化学物质后，每日需记录用量台账，便于追踪用量。

（6）防护措施

有毒有害物质不能置于食品设备、工器具或包装材料上，防止污染食品、食品接触面和包装材料。盛放散装洗涤剂、消毒剂的工作容器必须清洁卫生，曾用于存放有毒有害物质的器具不能用于储存、运输或分装食品、食品辅料，也不能用于储存可能接触食品接触面的洗涤剂、消毒剂等。只有正确使用和处理有毒有害物质，才能降低交叉污染、外部污染物和微生物污染的风险。必须按照制造商的要求或建议正确使用，所有物料的使用应本着不能导致食品受外部污染物污染的原则。

2. 一次性用品储存

医院餐厅的一次性用品以一次性餐盒、塑料器皿、一次性筷子、勺子及包装袋等为主。一次性用品供应商须有对应产品的生产许可证、合格证及型式检验报告等食品安全证明材料。每次到货应做好质量验收。

一次性用品应储存在阴凉、通风、干燥的常温库房内，并防止有毒有害物质污染。建议食品容器、包装材料、工具等一次性用品应拆箱入库储存，避免虫患鼠害。

五、原辅料加工

食品生产过程中所需原料和辅料的卫生质量是保障食品质量安全的关键环节，必须有效控制。在生产加工过程中应防止交叉污染，各类食品的生产加工应根据具体的工艺要求进行合理的组织和安排，做到便于生产和操作，避免交叉污染。

（一）粗加工

粗加工一般指的是食品原材料的切配操作，是食材进入烹饪工作前的一个准备阶段。

1. 用具分类管理

食品卫生是食品安全的前提，预防交叉污染又是保障食品卫生的重要内容，而分色管理是预防交叉污染简单实用的方法。在餐厅内场采用目视管理的方法，在操作区域墙面张贴分色管理方法标识，如图 7-3、图 7-4、表 7-5 所示。

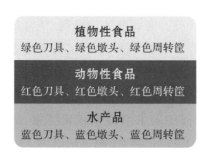

植物性食品
绿色刀具、绿色墩头、绿色周转筐
动物性食品
红色刀具、红色墩头、红色周转筐
水产品
蓝色刀具、蓝色墩头、蓝色周转筐

图 7-3　加工用具目视管理图

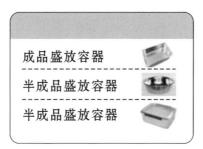

图 7-4　成品与半成品规范管理图

表 7-5　抹布使用目视标识表

抹布颜色	使用场景
白色	擦拭直接接触食品的器具,如餐盘、刀叉
蓝色	除厨房外的区域,如配餐间台面、打荷台
绿色	烹饪间
棕色	清洁地面、打扫卫生,如打扫运菜车

2. 加工流程

为保障食品安全,在厨房设立粗加工间,对食品粗加工环节进行规范管理。场所的设置应遵循污区—半清洁区—清洁区的原则,并配置垛架、搁架、冲池龙头等设施。建立粗加工间操作规范,清洗加工食品先检查质量,腐败变质、有毒有害食品不加工。

动物性食品、植物性食品、水产品分池清洗,冻品使用专用化冻池;蛋类使用前清洗外壳或使用洁净鸡蛋;蔬菜应按"一择、二洗、三切"的顺序操作,易有农药残留的蔬菜清水浸泡时间不应少于 30 分钟,洗后无泥沙、杂草、烂叶。

食材清洗后,存放于指定位置,切勿混放。用于加工操作的用具、盛器明显区分,不得交叉使用,且应离地存放。切配好的原辅料及时使用,易腐烂变质原辅料缩短在常温下的存放时间,加工后及时使用或冷藏(冻)。加工结束将地面、水池、加工台、工具、容器及机械设备清洗干净,定位存放,保持下水道通畅。

(二)烹　饪

烹饪是将食材转化为食物的加工过程,是将食物熟制使食物更可口、更好看、更好闻的处理方式与方法。

1. 菜品烹饪规范

(1)人员管理

严禁非工作人员进入操作间。

(2)温度及食物有效期管理

熟制加工的食品应烧熟煮透,加工时食品中心温度应不低于70℃,熟制成品在10~60℃条件下存放2小时以上,且未发生感官性状变化的,食用前应进行再加热,要求再加热的食品其中心温度达到70℃以上;烹调后存放超过2小时的食品,应采用高于60℃热藏或低于8℃冷藏。需要冷藏的熟制品,应在清洁操作区进行立即冷却后冷藏,覆膜并标注加工时间、废弃时间、加工人等信息;生豆浆煮熟的温度应高于沸点80℃,要求煮沸后保持沸腾状态5分钟以上;油炸食品避免油温过高,油温不可超过190℃,油炸时间不宜过长,防止外焦里生;随时清除煎炸油中飘浮的食物碎屑和底部残渣;用于煎炸食用油不得连续反复使用;不得以添加新油的方式延长食用油的使用期限。

(3)卫生管理

原辅料、半成品、成品分开存放。直接入口的食品盛放在经消毒的容器或餐具内,非一次性容器或餐具用后清洗消毒,置于专用保洁柜内;灶台、抹布随时清洗。工作结束后,调料罐加盖,工具、用具洗刷干净,于指定位置存放;地面清洗冲刷干净,不留残渣、油污,不留卫生死角。运水烟罩每周清洗。

(4)安全管理

烹饪前应认真检查待加工食品,发现有腐败变质或者其他感官性状异常的,不得进行烹饪加工;不得将回收后的食品经加工后再次销售;下班前确保灶阀、气阀关闭,厨房环境清洁,填写检查登记表后方可离开。

2. 调味品开封管理规范

(1)使用时限管理

调味品开启后应张贴开启时间、有效期、开启人标签。

(2)储存管理

酱油、醋等瓶装调味瓶,使用完毕后,及时加盖;糖、盐、醋等袋装的调味品,拆袋放入调味罐中使用;工作结束前,更换清洁的调味品罐,剩余调味品加盖保存;拆袋的调味品在工作结束后,统一放入保鲜盒内密封保存。

3. 尝菜管理规范

(1)安全管理

任何菜品出品前,厨师都应尝菜。发现不合格菜品(如口味、生熟、品质等问题),不能进入配餐环节。

(2)卫生管理

食品调味时要严格按烹调卫生要求进行,切忌用手指蘸汤品尝,不能用汤勺、锅铲盛汤汁直接放入口中品尝。厨师尝菜的正确做法:准备尝菜碗、尝菜勺,使用马勺将菜品盛入尝菜碗中,用专用尝菜勺进行尝菜,使用完毕后清洗干净,以备下一次使用。

(三)食品添加剂的使用

1. 食品添加剂使用原则

根据《食品添加剂使用标准》(GB 2760—2014)中规定的食品添加剂使用原则:①不应对人体产生任何健康危害;②不应掩盖食品腐败变质情况;③不应掩盖食品本身或加工过程中的质量缺陷或以掺杂、掺假、伪造为目的而使用食品添加剂;④不应降低食品本身的营养价值;⑤在达到预期效果的前提下尽可能降低使用量。

2. 医院餐厅常用的食品添加剂

各类食品添加剂遵循《食品添加剂使用标准》(GB 2760—2014)。

(1)碳酸氢钠(小苏打)

在《食品添加剂使用标准》(GB 2760—2014)中碳酸氢钠作为膨松剂最大使用量未作具体量化,按生产需要适量使用。

使用建议：①在淡炼乳、甜炼乳和稀奶油中的最大使用量为 2g/kg（单用）、3g/kg（与其他稳定剂和凝固剂合用）；②在饼干、糕点生产中，多与碳酸氢铵合用，两者的总用量占面粉总量的 0.5%～1.5%，即 1kg 面粉最大使用量为 15g。

（2）泡打粉（发泡粉/发酵粉）

泡打粉是由苏打粉配合其他酸性材料，并以玉米粉为填充剂的白色粉末。泡打粉在接触水分时，因酸性及碱性粉末同时溶于水中而起反应，有一部分会开始释放出二氧化碳（CO_2），同时在烘焙加热的过程中，会释放出更多的气体，这些气体会使产品达到膨胀及松软的效果。

使用建议：一般糕点中用量为添加的膨松剂以面粉计使用面粉总量的 1%～3%，即 1kg 面粉最大使用量为 30g；馒头、包子等面食品添加的膨松剂以面粉计使用的面粉总量的 0.7%～2%，即 1kg 面粉最大使用量为 20g。

（3）无铝油条膨松剂（复合膨松剂）

无铝油条膨松剂作为复合膨松剂，采用碳酸氢钠、玉米淀粉、碳酸钙、酒石酸、磷酸二氢钠、柠檬酸、纤维素酶等食品添加剂为主要成分，其成分不含铝，又使面粉产生良好的发酵、膨松、品质改良，一次性和面制成面团备用。

使用建议：一般制作油条添加的膨松剂以面粉计使用的面粉总量的 1%～3%，即 1kg 面粉最大使用量为 30g。

（四）专间管理

专间指为防止食品受到污染，以分隔方式设置的清洁程度要求较高的加工直接入口食品的专用操作间，符合《食品安全国家标准 餐饮服务通用卫生规范》（GB 31654—2021）。

餐厅内的专间一般包括：冷菜间、裱花间、配餐间、售餐间。

1. 专间二次更衣室设置规范

专间二次更衣室标准应配备感应水龙头或长柄水龙头、擦手纸、脚踏式带盖垃圾桶、七步洗手法标识、更衣柜、专间工作服（包含专用工作服、一次性帽子及手套）。更衣柜宜采用一人一柜，用于暂存围裙、口罩、工作服。

进入专间需二次更衣，二次更衣的流程如下。

第一步：检查工作服、工作鞋以及口罩都已按照标准穿戴后，进入二次更衣室。

第二步:在门口洗手池再次用七步洗手法洗手,佩戴一次性帽子,穿戴专用工作服,佩戴食品级专用一次性手套。

第三步:使用手肘开门,进入专间,若手套接触了不洁物品,则应及时更换。

2.专间消毒规范

卫生消毒主要分为物表、器具、环境三大类,物表包括餐车、操作台面、食品接触面等,器具则主要为刀具、砧板,环境主要是针对专间空气消毒。以上消毒应做到每餐次消毒一次,由专人负责并登记台账。

（1）物表消毒

食品接触面指的是人类接触食品的表面,直接或间接接触不洁的食品接触面,可能导致食品污染。必须保证食品接触面的卫生条件,符合卫生控制程序（SCP）,在有效的卫生标准操作程序 SSOP 中应列出基本的清洁和消毒计划。

（2）器具消毒

刀具等用具可使用紫外线消毒,砧板可使用全自动洗碗机清洗消毒。

（3）环境消毒

专间内安装等离子空气消毒机保持启动状态,每餐次使用前应进行空气消毒并记录;若使用紫外线灯消毒方式,应在无人工作时开启 30 分钟及以上,并登记台账,紫外线灯管按照使用寿命定期更换。

3.冷菜间管理规范

此规范适用于餐厅所有制作、销售中接触熟食的操作人员,以规范冷菜间清洗、消毒等操作流程,保障食品安全。

（1）人员规范

操作人员需穿戴清洁的工作衣帽、口罩从事操作活动;不得将私人物品带入冷菜间。

（2）卫生规范

操作熟食前及操作过程中注意刀、砧板、台面、秤盘、手的消毒;销售熟食使用工具或戴一次性手套取货;熟食间安装紫外线灯或空气消毒机,每餐或每次使用前进行空气消毒 30 分钟,做好消毒记录;工作结束,做好工具、容器的清洗及专间的清洁卫生。垃圾桶加盖,每日清理,每周一次大扫除;根据净水器使用频率,在专业人员指导下定期更换净水器滤芯,保证水质。

(3)安全规范

不得将回收后的食品经加工后再次销售;冷盘现用现配;热食卤菜当日加工当日使用,隔夜使用需再次加热,加热至中心温度不低于70℃。熟食品未采取冷藏保鲜措施超过四小时要重新加热后出售。

4. 裱花间管理制度

裱花间生产卫生管理制度,适用于膳食部门裱花间所有制作、接触西点的操作人员。以规范裱花间清洗、消毒等操作流程,保障食品安全。

(1)人员管理

操作人员需穿戴洁净的工作衣、一次性帽子、口罩从事操作活动;操作人员在进行操作前需完成手卫生、佩戴手套后方可操作;操作人员不得留长指甲,头发需要包裹在工作帽内;裱花间专人专用,非裱花间加工制作人员不得擅自进入裱花间;不得将私人物品带入裱花间。

(2)安全管理

裱花师操作之前需检查半成品或原料是否存在质量问题,如面包坯是否存在干硬、烤焦、发黑等现象,并确定其在保质期内;黄油、奶油、果酱及高危易腐食品[高危易腐食品是指蛋白质或碳水化合物含量较高,通常酸碱度(pH)大于4.6且水分活度(Aw)大于0.85,常温下容易腐败变质的食品]应冷藏保存;剩余的奶油需进行封盖再放入冰箱,裱花袋需拧住袋口再放入冰箱。巧克力、果酱等其他食品原辅料取用后应及时封口,并标注开封日期;食品添加剂的使用符合《食品安全国家标准 食品添加剂使用标准》(GB 2760—2014)。

(3)卫生管理

冰箱周围不得沾有奶油或其他异物,每日需进行清洗工作,不得存放过期、变质食品;熟食间安装紫外线灯管等离子空气消毒机,每餐或每次使用前进行消毒30分钟,并做好消毒记录;工作结束,做好工具、容器的清洗及专间的清洁卫生;垃圾桶加盖,每日清理,每周一次大扫除。

5. 配餐间、售餐间管理制度

集体用餐食品分装的主要场所集中在配餐间,建立配餐间管理制度,确保配餐工作中环境、餐具、容器符合食品安全。从配餐到食用过程中,安全高效。

（1）人员管理

配餐间由专人加工制作,非操作人员不得擅自进入;工作人员在执行二更规范后,方可进入配餐间。

（2）温度及食物有效期管理

配餐间室内温度保持在 25℃以下;封装后的食品,必须贴上制作日期、时间,配制完成时间距用餐时间不超过 2 小时。

（3）卫生管理

配餐间专用的设备、工具、容器,用前应清洗消毒,用后应洗净并保持清洁,避免食品受到污染;配餐间安装紫外线灯或等离子空气消毒机,每餐前进行空气消毒 30 分钟,并做好消毒记录;配送后餐车需使用消毒湿巾擦拭餐车内外表面或蒸汽消毒 15 分钟,并做好消毒记录,避免交叉感染;每天工作结束后,须有值日人员完成卫生保洁工作,食品需覆膜、打码、冷藏保存;每周对工作场所进行全面清扫一次。

（4）安全管理

厨房烹饪加工完成的食品须从配餐间成品传递处转送入配餐间。所有菜品要求全留样,食品留样应符合以下要求:①留样的采集与保管由食品安全员负责,每份菜肴留样量应不少于 150g,并置于专用密封容器内,防止样品被污染;②当日所有成品必须全部留样,不得缺样,所留样本必须随机抽取;③留样应及时存放在专用冰箱内,冷藏温度为 0~8℃,由专人管理,留样时间为 48 小时以上;④留样食品取样时不得被污染,每餐留样菜肴均需标明编号、留样时间、餐别、品名、留样人等,并按早、中、晚餐的顺序分类保存;⑤留样菜肴不得食用,超过留样时间的应及时清理;⑥一旦发生食品安全事件,则应封存留样冰箱,及时提供留样样品,配合监管部门调查处理。

六、成品配送

（一）集体用餐配送

1. 配送方式

集体用餐的配送由多种方式实现,从最原始的人工推车送餐,到全自动箱式物流输送系统、轨道物流输送系统、AGV自动导引物流输送系统。

国内越来越多的医院意识到单一物流输送系统的局限性,为达到更加高效的送餐效果,采用多种输送系统相结合的方式。例如,营养制剂可采用轨道物流输送系统配送,职工和患者膳食用餐可采用全自动箱式物流或AGV自动导引物流输送系统配送。

2. 卫生规范

运输集体用餐的车辆应配备符合条件的冷藏或加热保温设备,使运输过程中食品的中心温度保持在10℃以下或60℃以上。

烧熟后2小时,食品的中心温度保持在60℃以上(热藏)的,其食用时限为烧熟后4小时。

烧熟后按照本规范高危易腐食品冷却要求,将食品的中心温度降至10℃并冷藏保存的,其食用时限为烧熟后24小时。供餐前应再次加热的中心温度应在70℃以上。

冷藏保存的食品还应标注保存条件和食用方法。

3. 中央厨房食品包装及配送

中央厨房形成规模化、连锁化的经营模式。集中生产加工产品,将原料变成成品或半成品之后,派送到其他院区。中央厨房集中采购,统一包装、产品质量稳定的功能,能够大大降低生产成本。中央厨房在运行过程中,更应关注食品安全规范。

鉴于现代化医院多院区发展,医院各院区餐厅在设计中存在差异性,新院区餐厅建设可考虑中央厨房,便于各院区同质化管理。

中央厨房在产品加工过程中的注意事项:①食品应有包装或使用密闭容器盛放,容器材料应符合食品安全国家标准或有关规定;②应在包装或者容器上标注中央厨房信息,以及食品名称、中央厨房加工时间、保存条件、保存期限等,必要时标注门店加工方法;③应配备封闭式专用运输工具,配送过程中宜进行实时定位和配送过程温度的监控;④高危易腐食品应采用冷冻(藏)方式配送;⑤运输车辆应保持清洁,每次运输食品前应进行清洗消毒,在运输装卸过程中也应注意保持清洁,运输后进行清洗,防止食品在运输过程中受到污染。

第三节　食品安全管理台账

台账编制原则：台账应具有方便性、适用性，既要符合《中华人民共和国食品安全法》的要求，又兼备日常管理需求，使台账不流于形式。餐厅台账目录汇总见表7-6。

表7-6　餐厅台账目录汇总

序号	台账名称	适用范围
1	农药残留检测登记表	食材验收
2	环境消毒登记表	专间消毒
3	物体表面消毒登记表	专间消毒
4	餐具消毒登记表	餐具消毒
5	食品添加剂仓库出入库台账/食品添加剂使用登记表	食品添加剂管理
6	安全交班检查记录表	操作间水电气安全
7	燃气阀门检查记录表	燃气关闭情况登记
8	食品留样记录表	食品留样
9	餐车清洗、消毒记录表	外送餐车消毒
10	餐厨废弃物处置登记表	餐厨废弃物
11	冰箱温度检查记录表	冰箱管理
12	冰箱、冷库化霜、除冰、清洗消毒登记表	冰箱管理
13	冷藏(冻)库温度检查记录表	冷藏(冻)库管理
14	排烟设施清洗登记表	排烟设施管理
15	隔油池清理登记表	隔油池废油管理
16	黏虫纸更换台账	有害生物防治管理
17	过期、变质食品销毁登记表	临保货期食品管理
18	剩余菜品倾倒登记表	菜品倾倒管理
19	切配用具清洗消毒登记表	切配用具管理

第四节　清洗消毒与监管监测

一、物表清洗保洁与监测

(一)设备及工器具表面清洗保洁

厨房常用设备包括保洁柜、消毒柜、自动餐车清洗机、保温柜、搅拌机、酥皮机、和面机、制冰机、油烟净化一体机、米饭生产线、餐厨垃圾处理机等。

大型工器具有分餐盘、汤桶、蒸饭保温箱及其他容器,小型器具有马勺、碗、筷、勺、分餐盘等,切配工具有刀具、砧板,清洁工具有抹布、百洁布,测温用具如温度计,运输工具如饼盘车、平板车、送餐保温车。

设备及工器具清洗消毒后,分别填写《冰箱、冷库化霜、清洗、消毒登记本》《物表消毒登记表》《餐具消毒登记表》《切配用具清洗消毒登记表》《餐车清洗、消毒记录本》。具体清洗方式参照表 7-7 餐厅器具清洗保洁表。

表 7-7　餐厅器具清洗保洁表

器具	使用原则	清洗保洁原则
餐具(马勺、碗筷、勺、分餐盘、汤桶等)	1. 餐具当餐回收,不留有隔顿、隔夜餐具; 2. 不重复使用一次性餐具; 3. 消毒后的餐具表面光洁,无油渍、无水渍、无异味、无泡沫、无附着物; 4. 消毒后的餐具应及时放入密闭的保洁柜内	1. 餐具采用专用水池、洗碗机洗净、消毒烘干(洗碗机消毒一般控制水温80℃,冲洗消毒 40 秒以上); 2. 餐具当餐清洗消毒、清洗消毒应按一刮、二洗、三冲、四消毒、五保洁程序进行
保洁柜	餐具清洗消毒完成后,放入保洁柜中储存	保洁柜内壁每餐餐具领取后使用消毒湿巾擦拭消毒
刀具、周转筐、砧板	1. 原料加工切配动物性、植物性水产品的工具和容器,宜分开并有明显的区分标志; 2. 切配/盛装动物性食物使用红色刀具、红色周转筐、红色砧板;切配/盛装植物性食物使用绿色刀具、绿色周转筐、绿色砧板;切配/盛装水产品使用蓝色刀具、蓝色周转筐、蓝色砧板;切配熟食使用白色砧板	1. 砧板在本班次操作结束后洗净,过洗碗机消毒。熟食板过洗碗机消毒后,使用前加用酒精燃烧消毒; 2. 刀具使用完毕,洗净后整齐摆放在专用刀具柜内,开启紫外线灯消毒,并上锁储存; 3. 周转筐使用完毕后清洗确保洁净无油腻,按照颜色分类,整齐码放在专用货架上,以备下个班次使用

器具	使用原则	清洗保洁原则
工作台面	使用前用消毒湿巾擦拭消毒	工作台面随时清洁,每班使用消毒湿巾擦拭消毒
用电保温送餐车	使用前,检查保温餐车安全性。确保可以正常使用的前提下,对保温餐车进行充电加热	外送餐车使用后清洗,每班使用卫生消毒湿巾擦拭
百洁布	用于擦拭操作间内结垢处的卫生	每次使用完毕后,应清洗干净,悬挂晾干,以备下次使用,每周大扫除后回收废弃
设备(立式绞肉机、落地式切菜机、切丝机、和面机、搅拌机等)	1.使用前检查设备是否能正常运作;2.使用前后保证设备清洁卫生	使用后的设备在清洗确保无残渣的情况下,使用消毒湿巾擦拭
操作间用具	保持清洁卫生状态,被污染的用具及时清洗消毒	每班结束后,烹饪间、蒸煮间、面点间将本班组用具过洗碗机清洗消毒备用。烹饪间调味罐每天一次清洗消毒
消毒设施设备	班组长及管理员应定期检查消毒设备、设施是否处于良好状态	设备维保单位定期检查,监测消毒效果

(二)设备及工器具表面消毒效果监测

医院膳食部门具备开展细菌学检测的天然优势,食品安全员可每月进行细菌学检测,采集餐厅食品接触面样本送检,可有效降低医院感染管理和食品安全风险。以筷子为例进行示范:①准备一次性使用无菌手套1双、消毒后的筷子5支、琼脂培养皿1个;②取待检测筷子直接查看感官指标,物理消毒餐具表面必须光洁、无油腻、无水渍、无异味,化学消毒餐具表面应无泡沫、无洗消剂气味;③以5支筷子为一件样品,立即将筷子进口端(约5cm)按压于琼脂培养皿,停留时间约15秒;④后续样品保存步骤。不具备检测条件的可委托第三方公司监测。

二、饮用水水质监测

优质无污染的水源是食品安全的基础,专间更是要求水质达到无菌直饮标准,蕴含的矿物质和酸碱度都有其尺度。

饮用水应符合以下规定：①饮用水中不得含有病原微生物；②饮用水中化学物质不得危害人体健康；③饮用水中放射性物质不得危害人体健康；④饮用水的感官性状良好；⑤生活饮用水应经消毒处理。

餐厅用水要求符合《生活饮用水标准检验方法》(GB/T 5750—2006)，餐厅使用离心管对饮用水进行采样，交由医院细菌室进行水质检测，检测频率为每月一次，不具备检测条件可委托第三方水质检测公司。

三、特殊设备

制冰机的进水没有经过高温杀菌的过程，虽然经过净水器净化处理，但制冰机在潮湿、阴暗环境下更易滋生微生物，制冰机需视经营情况而定，制定清洗消毒频率，一般不低于每周一次。

清洗消毒步骤如下：①关闭制冰机电源；②使用干净抹布擦拭制冰机的机身；③使用一次性无纺布干巾将制冰机里面的冰、水全部清理，将前板拆下；④往水箱里倒入适量清水；⑤倒入制冰机专用清洗液；⑥按下开关运转10~20分钟，选择制冰模式；⑦制冰完成后，用滚烫的热水将冰化开、排水；⑧最后使用消毒卫生湿巾擦拭制冰机外表即可。

四、手卫生消毒监测

洗手是控制医院感染最简单、最有效、最方便、最经济方法。医院膳食部门员工文化程度普遍不高、人员流动性大导致手卫生依从性差，或者不理解执行手卫生的重要性，容易造成食物的交叉污染。对餐厅工作人员执行手卫生消毒(七步洗手法)后进行细菌采样，手卫生菌落数≤10cfu/cm^{2}视为合格。

五、巡查监管

有效的巡查与监管利于发现隐患并及时消除，医院膳食部门应压实责任，制定不同等级巡查制度，加强对餐厅的日常巡查。建立科内自查制度，院区间交叉检查制度或是外部科室督查制度。巡查频次见表7-8(餐厅每月安全巡查表见附件2)。

表 7-8 餐厅巡查频次表

检查频次	巡查人员	备注
每日安全巡查	厨师长或管理员 1 名	—
每月安全巡查	2 名管理员	院区交叉巡查
每季度院感巡查	管理员协同院感科巡查	—
年度安全巡查	巡查组（4 名管理员）	院区交叉巡查
重大节日前安全巡查	2 名管理员	院区交叉巡查

第八章

突发应急事件管理

为稳定膳食部门的供餐秩序,确保医院职工、患者及其家属在就餐、生产作业活动中的安全与稳定,应对可能出现的突发应急事件进行管理。

通过对突发应急事件的管理,保证在各类紧急突发事件发生时能够快速反应并妥善处理,尽快控制事态的发展,尽可能减少紧急突发事件带来的危害与损失。

一、膳食灾害脆弱性分析

(一)膳食灾害脆弱性分析的重要性

膳食部门提供的膳食后勤服务是医院后勤保障工作中的重要组成部分,是医院应急管理中不可或缺的一环。依照《三级医院评审标准(2020年版)实施细则》中对医院应急管理的要求,为确保膳食部门在各类突发事件中为医院各部门提供稳定高效的膳食服务保障,应对膳食应急准备进行灾害脆弱性分析。

灾害脆弱性分析是指对易受的自然灾害或人为事件进行查找及确认,判断灾害种类及影响程度,同时分析对灾害的抵御能力。灾害脆弱性是评估灾情、预测灾害损失的重要内容,找出薄弱环节,采取相应的预防和应对措施,以减少损失。

对膳食部门后勤服务进行灾害脆弱性分析可以明确膳食部门后勤服务

过程中可能面对的突发事件是哪些,并预判哪些突发事件可能会影响医院的正常运营,由此可以制定有针对性的应对预案,从而将损失和不利影响尽可能地降低甚至消除以保证医院的稳定运行。

（二）膳食部门灾害脆弱性状况分析

膳食部门通常使用 KAISER 模型结合医院膳食服务的实际情况进行灾害脆弱性状况分析。该模型包含发生的可能性和严重性两大方面共七个项目,均分为 0～3 级。其中,可能性方面包括了发生概率;严重性方面包括人员伤害、财产损失、服务影响、应急准备、内部反应、外部支持等六个项目。

（三）膳食部门灾害脆弱性分析调查表及评分标准

依据本地区曾发生的自然灾害,国内其他医疗单位曾经发生的重大安全生产事件,突发公共卫生事件,医院实际运行中曾经发生对工作秩序造成影响的各种危险因素,经分析讨论后,形成包括自然类灾害、技术类事故、人员类风险三个维度评估膳食后勤工作的潜在风险,详见表 8-1。

表 8-1　膳食部门潜在风险因素分析

序号	事件类型	危险事件
1	自然类灾害	地震、雷暴天气、强降雨、台风、极端温度
2	技术类事故	供电故障、供水故障、污水系统故障、通风系统/中央空调故障、天然气故障、火警系统故障、火灾、通信故障、信息系统故障、电梯故障、建筑物损坏坍塌、四害侵入
3	人员类风险	食品安全事件(食物中毒、投毒、有毒有害物质误食)、罢工、物资供应短缺、恐怖袭击、暴力医闹、舆情事件

依据近五年来发生的医院内灾害的相关资料,评估潜在风险因素发生各种的概率以及影响后果,评分表详见表 8-2、表 8-3、表 8-4。

表 8-2　潜在风险因素发生的可能性

发生概率	评分	后续发生频次
本地区从未发生,或有证据证明不可能发生	0 分	接近于不可能发生
本地区其他单位曾发生或本院有潜在的可能性	1 分	可能性较小,属于意外
近 3 年发生此类事故 1 次以上或存在该类安全隐患	2 分	有可能发生
平均每年发生此类事故 1 次以上或存在该类安全隐患	3 分	很有可能再次发生

表 8-3 损失预测评估表

评分	人员伤害	财产损失(万元)	服务影响
0分	员工或患者无明显危害;无需任何评估或处置;不会造成感官不适或者职业病	≤5	无影响
1分	受到惊吓;仅需评估无需额外医疗处置;感官有轻微不适	5~10	影响1个科室运行
2分	可能导致暂时性失能/伤害;1~2人需额外医疗处置,无需住院;感官明显不适	10~20	影响3个科室运行
3分	因意外导致永久性伤害甚至死亡;3人以上需额外医疗处置;2人及以上住院	>20	影响5个以上科室运行

表 8-4 防范能力评估表

评分	应急准备	内部响应	外部响应
0分	有应急预案,每年常规演练1次并不断修改完善;参与人员熟悉措施,应急物资准备充分	对性质判断准确和持续时间预计准确,预案启动后能在5分钟内完成总指挥第一条命令下达,有后备方案	与相关部门、同行、供应商有密切的应急协作及书面协议,或举行过协同应急演练
1分	有应急预案,近1年演练过,有总结改进,但存在问题	对性质判断准确和持续时间预计基本准确,预案启动有拖延,无后备方案	与相关部门、同行、供应商有顺畅的应急协作经历,但无正式协议,响应时间及双方义务不确定
2分	有应急预案,曾演练过,但没有总结改进	预案启动时机拖延;指挥系统存在问题不能有效运转	与相关部门、同行、供应商有过应急协作,但不顺畅
3分	无应急预案;有应急预案,但无演练	从未有过演练	从未有过演练

(四)风险评估及风险值的计算

风险评估表详见表 8-5,风险值参照以下公式进行计算。

相对风险(%)=发生可能性/3×(人员伤害+财产损失+服务影响+应急准备+内部响应+外部响应)/18×100%

126

表 8-5　风险评估表

维度	潜在风险因素	可能性	严重性						相对风险
			人员伤害	财产损失	服务影响	应急准备	内部响应	外部响应	
		事件发生可能性	人员伤害或死亡	财产损失或损毁	服务影响	计划	时间、效率、资源	社区/互助员工和物资	
分数（见评分标准）		0＝可能性极低	0＝极轻度影响			0＝准备完善			0～100%
		1＝可能性低	1＝轻度影响			1＝准备较完善			
		2＝可能性中等	2＝中度影响			2＝准备不完善			
		3＝可能性高	3＝重度影响			3＝准备极不完善			
自然类灾害	地震								
	雷暴天气								
	强降雨								
	台风								
	极端温度								
技术类事故	供电故障								
	供水故障								
	污水系统故障								
	通风系统/中央空调故障								
	天然气故障								
	火警系统故障								
	火灾								
	通信故障								
	信息系统故障								
	电梯故障								
	建筑物损坏坍塌								
	四害侵入								

续表

维度	潜在风险因素	可能性	严重性						相对风险
			人员伤害	财产损失	服务影响	应急准备	内部响应	外部响应	
		事件发生可能性	人员伤害或死亡	财产损失或损毁	服务影响	计划	时间、效率、资源	社区/互助员工和物资	
人员类风险	食品安全事件（食物中毒、投毒、有毒有害物质误食）								
	罢工								
	物资供应短缺								
	恐怖袭击								
	暴力医闹								
	舆情事件								

医院膳食部门可组建风险评估小组，通过文献分析或依据过往经验制定风险清单，初步筛选医院风险环节和风险点。通常采用美国研究机构开发的 KAISER 模型，依据风险矩阵量化评估法，对医院餐厅面临主要危害进行评估，通过分析得出结果。

二、突发应急事件处理

为切实提高医院膳食部门应对各类突发事件的应急处理能力，有效组织应急处理，保障就餐职工、患者及其家属的身体健康，膳食部门应深入贯彻落实《中华人民共和国食品安全法》，根据《餐饮服务许可管理办法》《餐饮服务食品安全监督管理办法》和《中华人民共和国突发事件应对法》要求，结合医院餐厅实际情况，对餐厅可能发生的火灾、停电、停水、燃气泄漏、食物中毒等事件制定相应的突发事件应急处理流程。

（一）医院膳食部门火灾应急处理

医院餐厅属于人员密集场所，就餐区域及操作间电器众多线路复杂。

使用燃气的餐厅如发生火灾,可能会引发更严重的后果。因此,餐厅应对突发的火灾状况进行及时有效的处理。

1. 火灾的发现

火灾一般会出现烟、光、声等现象。依照消防要求,餐厅各区域应设置消防报警系统,以便在火灾发生第一时间明确失火位置及具体火势情况。

第一位发现火情人员或得知火情的值班人员应立即搜寻火灾现场是否有需要救助的人员,并在救助完成或暂时脱离火灾可能造成的危险后,及时向医院消防部门和上级领导汇报火灾情况。上报内容包括但不限于火灾具体地址、失火位置、失火物名称、火势大小、火灾现场有无其他易燃易爆的危险品、有无人员被困,并上报个人姓名部门、联系方式等。

2. 火灾处理基本原则

火灾处理以 RACE 原则为基本原则。RACE 是 R(Rescue,救援)、A(Alarm,报警)、C(Confine,限制)、E(Extinguish/Exvacuate,灭火/疏散)四大处理措施的缩写,表明了突发火灾时应对各类情况的优先顺序。

R(Rescue,救援):在火灾发生后,应在第一时间救助起火点附近需要救助的人。

A(Alarm,报警):报警应首选手动报警按钮进行报警,在火势不大时可选择医院内消控中心报警电话;当判断火势较大的情况下应直接拨打119报警。

C(Confine,限制):应及时关闭防火门、房间窗户,防止火势蔓延。

E(Extinguish/Exvacuate,灭火或疏散):火灾初起,火势不大时,工作人员可用灭火器、灭火毯等消防设施灭火;火势大时,应求助医院保安、消防队,用消防栓灭火。

3. 主要人员组织架构和权责

医院火灾处理应急小组成员由医院多部门共同组成,通常情况下设置组长、副组长各一名,成员由膳食部门、保卫科、党政综合办公室、急诊科等科室人员组成。

组长:院长、书记,是火灾应急处理的最高指挥,是灭火的主要责任人。

副组长:负责掌握火灾波及范围,确认火灾原因,组织人员开展后勤保供工作,一般由分管副院长担任。

膳食部门：是餐厅火灾应急处理的实际执行者，负责现场监管及对接部门联络。

保卫科：负责应急响应，救助伤员、控制火情、设立警戒线等。

党政综合办公室：负责协调医院内各部门工作。

急诊科：负责伤员的体征状况评估及急救处理，应随时待命。

4. 应急处理程序

(1)餐厅现场工作人员发现火情处理程序：①餐厅现场工作人员发现火灾情况后，应第一时间通知并协助起火点附近人员离开现场，并将火灾事件上报膳食部门管理人员。②若起火点为炉灶油锅起火，应立即关闭灶头阀门，马上向锅内倒入备炒的蔬菜或采用盖上锅盖的方法进行灭火。必要时可采用两人用灭火毯或使用室内干粉灭火器进行灭火，同时关闭烹饪间燃气阀门。③若火势未能得到控制，应首先关闭室外燃气总阀，同时待火灾现场人员全部撤离后拉动厨房灭火系统开关，启动厨房灭火系统。④启动火灾紧急报警按钮，退到安全地带迅速拨打院内火警电话，拨打报警电话时，应说清起火地点或附近目标、起火物质、火势情况、有无人员被困等重要信息，便于消防人员及时找到火灾点并开展施救工作。⑤及时告知起火点附近人员立即撤离至安全地带。⑥关闭起火点防火门、房间窗户，防止火势蔓延。⑦协助消控安防人员打开消防通道，必要时指引消防人员到达失火现场并告知消防设施位置。⑧其他注意事项，如灭火时，首先应关闭排风机、鼓风机、餐厅空调等开关，切断火源，根据火势情况切断电源；正确使用消防器材，迅速有效地扑灭火灾，一般火灾采用灭火器喷射灭火，较大火灾应用高压水龙喷射灭火；但要切记，厨房油锅着火或电器着火，严禁用水灭火，以免油锅溢出散布火苗扩大火灾面积或损坏电器，造成更大的损失和人员伤亡。

(2)医院内科室人员协助处理程序：①餐厅管理员接到火灾险情应立即上报膳食部门主任，科主任向组长、副组长汇报火灾情况同时启动应急处理流程，管理组内发布基本险情信息。②依照现场餐厅管理员实时同步的火灾实际情况，膳食部门副主任对接各部门响应险情。③如火势较大无法控制，可能危及人员安全，在科主任下达疏散指示后，由现场管理员牵头各班组人员，组织引导全体人员疏散撤离，全体人员包括餐厅所有员工、就餐人员及周边区域的物业保洁人员、路过人员等。④疏散时应统一指挥、有序进行，防止混乱，避免引发大规模恐慌及踩踏事件。⑤在时间充裕的情况下可将疏散区域附近的重要物资搬离火灾现场，减少损失。⑥保卫科到达现场后应对火灾状况采取措施，现场管理员协助引导、疏散等工作，以期将损失控制到最小。⑦如因火情，治疗饮食无法完成烹饪、配餐的，膳食部门应及时联系营养科，并与应急用餐保障配送企业或周边兄弟单位沟通协作，确保餐食正常供应。⑧现场餐厅管理员应及时组织员工联络、沟通、稳定就餐人员情绪，向就餐人员表示歉意，并做好解释工作；针对病房患者，需及时联系护士长与病患进行沟通，必要时应进行医疗干预。⑨在火情被扑灭后，由组长及消控组确认火情结束后，依照现场情况逐步恢复经营；如因突发状况、维修保养等需要暂时无法供餐的，应联系并通知医院各科室部门做好安抚及公关工作。

5. 医院餐厅常见的消防隐患

医院餐厅常见的消防隐患有如下几种：①裸露、老化的线路；②明火炉灶、炭炉等；③大功率电器，特别是带加热功能的电器；④油污的油烟管道、运水烟罩；⑤其他人为因素，如吸烟、违规焚烧等。

6. 应急物资准备

火灾应急类物资可分为消防类物资和医疗类物资。医院餐厅应配备的火灾应急物资详见表8-6。

表 8-6　医院餐厅突发事件应急物资

突发应急事件类型	物资类型	物资清单
火灾	消防类物资	二氧化碳灭火器、灭火毯、应急照明灯、过滤式消防自救呼吸器
	医疗类物资	烫伤膏、纱布、冰袋、轮椅/担架
停电	发电类物资	电池
	应急照明物资	应急灯、手电筒
	其他物资	小蜜蜂扩音器
停水	备用饮用水	包装饮用水或流动储水池
	其他物资	小蜜蜂扩音器

续表

突发应急事件类型	物资类型	物资清单
燃气泄漏	空气净化类	防毒面罩、防护服、防护手套
食物中毒	防护装备	医用口罩、医用面罩、医用手套、防护服
	标本保存设备	标本保存自封袋、标本恒温箱

7.餐厅消防安全与火灾的预防

(1)餐厅内严禁吸烟,现为营造无烟医院,许多医院规范院内严禁吸烟。

(2)餐厅内物品放置规范,严禁堵塞应急疏散通道。

(3)每位餐厅员工必须掌握所在工作区域内灭火器的位置及使用方法、手动报警按钮位置及使用方法、疏散路线及逃生出口位置。

(4)定期开展消防培训和消防演习,每位餐厅员工必须学会灭火器材的使用和基本逃生技能。

(5)每位餐厅员工应做到"三懂三会":懂基本消防知识、懂消防设施器材使用方法、懂逃生自救技能;会查改火灾隐患、会扑救初起火灾、会组织人员疏散。

(6)组织专业技术人员定期检查、保养餐厅内所有机械、电子、电气设备,使其处于良好运行状态,维修、保养设备须请专业人员操作。

(7)加强厨房环境卫生安全监督和管理工作,每周清洗运水烟罩,做到清洁无油污;组织专业人员每季度清洗排烟管道,做到无油垢,消除火灾隐患,灭火系统每月维保一次。

(二)医院餐厅停电应急处理

医院供电一般使用双通路供电,且大多数医院有自备发电机组,能保证短暂停电时的电力供应。但是一旦发生突发事件,造成停电,对餐厅的影响较为严重。为进一步提高餐厅膳食服务质量和管理水平,在突发停电的情况下,实现膳食服务工作良性运行,保证餐厅正常供餐,需要制定相应的应急预案,确保广大用餐者的人身财产安全,提高膳食服务质量。

1.主要人员组织架构和权责

组长:一般由膳食部门主任担任。膳食部门对餐厅突发事件进行统一领导指挥、组织协调,全面负责和协调应急处置。

副组长:一般由膳食部门副主任担任。负责现场整体工作安排,配合膳食部门主任对应急处置的布置安排。

现场管理员:一般由厨师长或所在餐厅管理员担任。及时上报膳食部门主任,联系相关部门,查明原因,及时通知订餐科室,联系餐饮企业送餐。

组员:由膳食部门其他管理人员及餐厅工作人员组成。维持应急事件现场的秩序,对用餐人员做好解释工作,安排餐厅的工作人员及时清理冷藏食品、冰箱、发布通知。

2. 应急处理程序

(1)停电事件发生后,现场管理员应在第一时间上报应急组组长,并在管理组内发布停电信息。

(2)经组长或副组长联系基建总务部等相关部门询问停电原因,若是内部原因停电,则应立即报基建总务部抢修,尽可能降低影响;如果是地区停电或其他短期内无法解决的原因,则应及时联系应急用餐保障配送企业送餐。

(3)若因停电造成治疗饮食无法完成烹饪、配餐的,则应及时联系营养科,并与应急用餐保障配送企业或周边兄弟单位沟通,确保餐食正常供应。

(4)现场管理人员应及时组织员工联络、沟通、稳定就餐人员情绪,向就餐人员表示歉意,并做好解释工作;针对病房患者,需及时联系护士长与病患进行沟通,必要时进行医疗干预。

(5)若因停电、无法继续用餐的,则应迅速开启应急灯或手电筒或安排其他区域就餐。

(6)停电影响冷藏设备运作的,在停电期间,冷藏保存的食品或原料的保质期应缩短;在化冰后执行常温保存下的保存期限;预计不能在期限内使用原料或食品时,则可考虑转让或转库等措施以减少损失;超过期限的,则应按不合格食品处理。

(7)遇突发性停电,餐厅工作人员应立即查看天然气是否关闭,如若打开状态,则应立即关闭,防止燃气爆炸。并检查电力设备是否关闭,及时通知后勤部门发电供应餐厅。

3. 应急物资准备

医院餐厅停电应急类物资主要以照明类物资为主,详见表8-6。

（三）医院餐厅停水应急处理

在正常情况下停水,医院相关部门一般会预先发布通水通知,提醒各科室做好相应储水准备。一旦发生突发事件,如水管破裂灯造成停水,对餐厅的影响较为严重,可能会直接影响餐厅的运转。为不断提高餐厅管理人员处理各种突发事件的水平和能力,熟悉和掌握应急处置的工作程序,保证餐厅正常供餐,需要制定相应的应急预案。

1. 主要人员组织架构和权责

组长:一般由膳食部门主任担任。统一领导指挥、组织协调,具体全面负责和协调应急处置。

副组长:一般由膳食部门副主任担任。负责现场整体工作的安排,配合膳食部门主任对应急处置的布置安排。

现场管理员:一般由厨师长或相关餐厅管理员担任。查看停水范围与停水原因,若发生在餐厅内部,联系抢修。及时更改烹饪方式,减少用水。

采购员:及时联系配送供货单位,全部更换净菜,减少用水。

组员:负责指挥餐厅现场秩序,向就餐者做好解释工作、发布通知。

2. 应急处理程序

（1）停水事件发生后,现场管理员或厨师长应在第一时间上报应急组组长,并在管理组内发布停水信息。

（2）组长或副组长应第一时间联系基建总务部协同查明停水原因,确认事故发生地点和事故原因及停水时间。若是院内突发状况造成的停水,则应立即通知负责后勤水电工到场,进行抢修,尽可能降低影响。

（3）若供水问题短时间无法解决,则应及时联系事先有过书面协议的应急用餐保障配送企业送餐。

（4）若停水造成治疗饮食无法完成烹饪、配餐的,则应及时联系营养科与应急用餐保障配送企业送餐或周边兄弟单位沟通制作,确保餐食供应。

（5）若停水造成餐饮停供、断供的,则现场管理人员应及时组织员工联络、沟通、稳定就餐人员情绪,向就餐人员表示歉意,并做好解释工作;针对病房患者,需及时联系护士长与病患进行沟通,必要时应进行医疗干预。

3. 应急物资准备

医院餐厅应在条件允许的情况下,配备一定数量的包装饮用水或配备定量的流动储水池,确保在停水突发状况发生时起到一定的缓冲作用,为外部单位响应供餐争取必要的时间,同时也尽量将停水影响降到最低。医院餐厅停水应急物资详见表8-6。

（四）燃气泄漏应急处理

为降低燃气泄漏风险,建议医疗机构餐厅后厨使用电气灶具设备替代燃气设备。但在部分餐厅后厨特别是老旧厨房依然使用燃气作为燃料,燃气是厨房高危安全隐患之一,为了规范餐厅安全应急管理工作,提高燃气泄漏安全事故的处理能力,防止爆燃,及时有效地预防、控制和消除餐厅燃气安全事故的危害,保障员工的生命安全、编制本预案。

1. 主要人员组织架构和权责

组长:一般由膳食部门主任担任。膳食部门对餐厅突发事件进行统一领导指挥、组织协调,具体全面负责和协调应急处置。

副组长:一般由膳食部门副主任担任。负责现场整体工作安排,配合膳食部门主任对应急处置的布置安排。

现场管理员:一般由厨师长或现场管理员担任。查看停燃气范围,确认燃气泄漏原因,组织人员疏散,联系抢修,并做好衔接工作。

组员:由其他成员组成。负责指挥餐厅现场秩序,向就餐者做好解释工作。

2. 事故引发原因

(1)燃气在使用、检修过程中,均可能造成泄漏及火灾事故。

(2)员工未按操作规程正确操作设备。

(3)各设备发生故障。

(4)员工忘记关闭燃气阀门。

(5)管道、阀门等设备失修、腐蚀造成泄漏事故;安全附件失灵造成事故等。

(6)地震、雷击等造成燃气管道、阀门突然爆裂。

（7）系统外挖掘、顶进或爆破等作业导致管线泄漏，发生爆炸。

（8）设备被老鼠及其他等非人为因素破坏导致泄漏。

3. 应急处理程序

（1）燃气泄漏判断：餐厅操作区闻到较浓臭味道或者燃气报警器报警声响起。

（2）若有臭气弥漫，但燃气报警器警声并未响起，则发现人员应高声喊叫"燃气泄漏"，以通知现场其他人员。

（3）所有现场工作人员，应立马停止手头工作，烹饪间工作人员关闭灶头燃气阀门，立即打开门窗，并按安全指示标识疏散至安全区域，拨打燃气抢修电话。

（4）当班领班立即关闭烹饪间燃气管道阀门，同时切断室外燃气入户总阀门；现场管理员或厨师长发布紧急通知，隔离现场危险区域，切断一切火源，停止一切可能产生火花的作业，并迅速撤离危险区的人员至上风处。

（5）到达安全区域后，管理员或厨师长电话汇报应急领导小组人员，报告应至少包括以下内容：①事故发生时间、部位、类型；②人员伤亡情况；③物料泄漏影响范围，管理组内发布险情信息，在安全区域等待应急领导小组人员到场。

（6）若发现人员中毒或受伤，则将中毒人员转移至通风处，冬季并注意保暖；立即拨打急救电话；若发现呼吸心搏停止人员，则应立即采取心肺复苏就地抢救（保持气道通畅、口对口人工呼吸、胸外心脏按压）。

（7）若燃气泄漏事件影响正常供餐，则应及时联系事先有过书面协议的应急用餐保障配送企业送餐，造成治疗饮食无法完成烹饪、配餐的，则应及时联系营养科与应急用餐保障配送企业或周边兄弟单位沟通制作，确保餐食供应。

若检修或其他原因提前告知停气情况的，则餐厅现场管理人员应提前做好准备，充分利用现有电气设备生产。

4. 预防餐厅天然气系统发生事故的措施

（1）在条件允许的情况下，尽量使用电气系统替换燃气系统，以降低风险。

（2）对燃气系统做到按时按需检查，应检尽检。

（3）配备燃气泄漏报警设备，以期在第一时间发现险情。

（4）与燃气公司签订安全维修保养合同，协助和配合燃气公司每月进行一次检查、维护工作，发现问题及时解决处理。

（5）当遇意外停气时，必须及时关闭燃气具自身阀门和燃气具前阀门，供气恢复正常方可使用；每班后，必须检查燃气具自身阀门和燃气具前阀门是否关好，做到人离阀关；长期不用时，必须关闭入户总阀。

5.应急物资准备

燃气泄漏应急物资主要以具有空气净化功能的防护物资为主，医院餐厅燃气泄漏应急物资见表8-6。

（五）食物中毒应急处理

1.食物中毒的定义

食物中毒是指患者所食用的食物被细菌或细菌毒素污染，或食物含有毒素而引起的急性中毒性疾病。

食物中毒一般不包括因暴饮暴食而引起的急性胃肠炎、食源性肠道传染病（如伤寒）和寄生虫病（如猪囊尾蚴病），也不包括因一次大量或者长期少量摄入某些有毒有害物质而引起的以慢性毒性为主要特征（如致畸、致癌、致突变）的疾病。

2.食物中毒的特点

食物中毒的特点是潜伏期短、突然地和集体地暴发，多数表现为肠胃炎的症状，并与食用某种食物有明显关系，没有传染性。

3.食物中毒的主要原因

（1）食品的生产经营单位，在加工、运输、贮存、销售环节疏于食品卫生管理，使食品受到污染，此类食物中毒发生率最高。

（2）滥用食品添加剂或使用非食品原料。如用甲醇配制假酒、食用油中掺入液体石蜡。

（3）误食亚硝酸盐、河豚、毒蘑菇或被农药、鼠药等污染的食物。这类中毒病情危重，死亡率高。

（4）食品加工、贮存不当。如四季豆和扁豆没有烧熟煮透，没把有毒成分皂素、植物血凝素破坏掉,马铃薯发芽会产生有毒的龙葵素。

(5)农药、鼠药管理不善。如鼠药和沾有鼠药的食饵到处丢弃,导致食物受到污染;滥用农药造成上市农作物中农药残留超标。

(6)投毒,常见的有剧毒鼠药和亚硝酸盐。

4. 食物中毒的分类

(1)细菌性食物中毒:食物中毒的病原菌污染食物,并在其中产生毒素。细菌性食物中毒具有明显的季节性,每年5—10月,是细菌性食物中毒最容易发生的时段,主要原因是在此期间气温高,适合于细菌生长繁殖;另一方面,人体肠道的防御功能下降,易感性增强。细菌性食物中毒发病率高,病死率低,引起细菌性食物中毒的食品主要为动物性食品,如肉、鱼、奶、蛋及其制品。

细菌性食物中毒是最常见的食物中毒因素。临床上分为胃肠型与神经型。胃肠型临床上主要表现有恶心、呕吐,腹痛、排水样便,可带少量黏液,重者可出现休克,发病率高,病程短,病死率低。神经型主要有肉毒毒素中毒,引起神经系统症状,病死率较高。

(2)真菌毒素中毒:常见的有赤霉病麦中毒、霉玉米中毒、霉变甘蔗中毒等。

(3)动物性食物中毒:主要有两种。将天然含有有毒成分的动物或动物的某一部分当作食品,如河豚;在一定条件下产生了大量有毒成分的可食的动物性食品,如含高组胺的鱼类。

(4)植物性食物中毒:主要有三种。将天然含有有毒成分的植物或其加工制品当作食品,如毒蘑菇、桐油;将在加工过程中未能破坏或除去有毒成分的植物当作食品,如生豆浆、苦杏仁、四季豆等;在一定条件下产生了大量有毒成分的可食的植物性食品,如发芽的马铃薯。

最常见的植物性食物中毒为四季豆中毒、毒蘑菇中毒、生豆浆中毒;可引起死亡的有毒蘑菇、发芽的马铃薯、苦杏仁、桐油。

(5)化学性食物中毒:如农药、鼠药、亚硝酸盐。

5. 医院餐厅食物中毒的预防

(1)加强日常管理,对餐厅员工资质进行严格审核。餐厅从业人员出现咳嗽、腹泻、发热、呕吐,应该立即脱离工作岗位,痊愈后方可重新上岗。食品从业人员必须养成良好的个人卫生习惯,坚持穿戴清洁的工作衣、帽上岗工作。

(2)组织食品安全知识培训及考核,对餐厅工作人员进行预防食物中毒知识专项培训,如豆浆存在"假沸"现象,发芽的马铃薯不可食用等。

(3)对食材进行规范化管理,供应商务必提供农药残留检测报告、检疫合格证等证明文件。

(4)加强用餐环境的卫生监督和管理工作。餐厅设备与环境卫生要整洁,重视消除四害,餐饮具使用前必须清洁、消毒,禁止重复使用未消毒的餐具。

(5)做好餐厅内病虫害防控工作,如放置灭蝇灯、粘鼠板、鼠盒、挡鼠板等,并定期巡检,更换耗材。

(6)食品的存放应遵循先进先出原则,食材冷藏不超过 24 小时,冷冻不超过 7 天,预包装食品参照包装标识保质期限执行。

(7)厨师应了解常见易中毒食物种类及避免手段,加工应做到生熟分开,做到肉类、蔬菜、水产分池清洗,分砧板刀具粗加工;厨师烹饪应做到炒熟蒸透,避免夹生,如四季豆需烹饪至全熟方可食用;建议使用中心温度计对出品的菜肴进行中心温度检测;厨师在菜品出菜前应进行试菜,确保食品安全。

(8)对于冷却后需要二次加热的食物应确保中心温度达到70℃以上,二次加热后仍未食用完毕应废弃避免再次加热食用。

(9)对引发的食品安全事故,做到早发现、早报告、早救治,实现预防与紧急处置结合。

(10)应对所有餐食进行留样,留样克重不小于 150g,留样时间不少于 48 小时。

6.医院餐厅食物中毒应急预案

(1)适用范围:全院员工和住院人员,因集体食用了被生物性、化学性有毒有害物质污染的食品或食用了有毒有害物质的食品后出现的急性、亚急性食源性疾患而发生的食物中毒事件。

(2)食物中毒突发事故分级和预警级别:按照事故的危害程度、影响范围等因素,根据国家有关规定,食品安全事故分为特别重大食品安全事故、

重大食品安全事故、较大食品安全事故和一般食品安全事故四个级别。

　　*特别重大食品安全事故,是指出现以下情形之一:①受污染食品流入包括我省在内的2个以上省份或国(境)外(含港澳台地区),造成特别严重健康损害后果的;或经评估认为事故危害特别严重的;②国务院认定为特别重大食品安全事故的。

　　*重大食品安全事故,是指出现以下情形之一:①受污染食品流入我省2个以上设区市,造成或经评估认为可能对社会公众造成严重健康损害的食物中毒或食源性疾病的;②发现在我国首次出现的新污染物引起的食源性疾病,造成严重健康损害后果,并有扩散趋势的;③一起食物中毒事件中毒人数在100人以上,并出现死亡病例的;或死亡病例在10人以上的;④省级以上政府认定为重大食品安全事故的。

　　*较大食品安全事故,是指出现以下情形之一:①受污染食品流入我省2个以上县(市、区),造成严重健康损害后果的;②一起食物中毒事件中毒人数在100人以上,或出现死亡病例的;③市级以上政府认定为较大食品安全事故的。

　　*一般食品安全事故,是指出现以下情形之一:①存在损害健康的污染食品,已造成严重健康损害后果的;②一起食物中毒事件中毒人数在30人(含)以上99人(含)以下,且未出现死亡病例的;③县级以上政府认定为一般食品安全事故的。

　　(3)主要人员组织架构和权责:

　　A.应急领导小组成员

　　组长:一般由分管后勤副院长担任。统一领导指挥、组织协调,具体全面负责和协调应急处置。

　　副组长:一般由膳食部门主任担任。查看食物中毒波及范围,确认食物中毒原因,联系对应科室进行诊疗,组织人员开展后勤保供工作。

　　膳食部门:听从指挥进行事故处理及抢救。

　　保卫科:负责现场秩序维护,控制现场秩序,控制事故现场。

　　院感科:食物中毒事故调查,指导开展细菌学检测,分析事故原因。

　　保健科:负责医院食源性疾病应急救护知识宣教,提高防范意识和应急处理能力。

　　B.应急救援小组成员

医务部:负责医院食物中毒后的应急医疗救助工作。组织中毒人员的救护、输送就医、指导自救和互救。

临床科室:负责医疗救治。

(4)应急处理流程:①现场人员接到投诉电话,有多名(3人及以上)人员饭后出现不同程度呕吐、腹泻,初步判断是否为食物中毒事件,膳食部门主任请示医院分管副院长是否启动食物中毒突发事件的应急预案。②应急领导小组成员应立即赶到现场,指挥救援工作,向中毒人员了解所进食物,进食时间、临床症状、中毒人员等基本情况,并及时向应急领导工作小组组长报告。③应急救援小组根据中毒人员的临床表现,分析判断食物中毒类型,开展救援。④根据中毒人数和病情,若情况严重时,则应同时向当地卫生行政部门报告疫情。⑤一旦确认食品安全事故类型,应急领导小组应立刻采取控制措施,通知餐厅封锁留样冰箱,以便卫生监督部门现场取证。要求保卫部门的协助下维护应急现场秩序,必要时负责现场交通治安秩序的维护,以便组织医疗救护处理。⑥配合卫生监督部门做好可疑食品留样、调查取证工作。⑦安抚职工,稳定情绪,尽快恢复正常的医疗工作秩序。⑧报告流程为餐厅当事人报告—应急领导小组成员立即赴现场了解基本情况(所进食物、进食时间、中毒人数)—报告应急领导小组组长—酌情报告当地卫生行政部门(中毒人数、临床症状、所进食物、动态、已采取措施)。⑨中毒人员获得救治,食物中毒原因基本查明,相关食品进行处理后,由应急领导小组组长停止应急预案。

应急事件处理过程(事前、事后)形成事实记录,留档保存。

8. 应急物资准备

食物中毒处理单元依照实际情况确定,一般为医院急诊科、消化内科或传染病内科。所需准备的应急物资以进出病房等污染区所需的防护装备及标本保存装置为主,详见表8-6。

三、大型公共卫生事件响应

(一)大型公共卫生事件封院应急处理

突发公共卫生事件,是指突然发生,造成或者可能造成社会公众健康严重损害的重大传染病疫情、群体性不明原因疾病、重大食物和职业中毒以及其他严重影响公众健康的事件。为了有效预防、及时控制和消除突发公共卫生事件的危害,保障公众身体健康与生命安全,维护正常的社会秩序,国务院于2003年颁布了《突发公共卫生事件应急条例》,并于2011年修订。

医院作为检测、防控、收治的重要场所,存在突发封院管控的可能。在公共卫生事件突发,应疫情防控要求,需全院封门,院内人员不得出入医院的情况下为保障院内人员就餐,应制定封院应急预案。在公共卫生事件突发的前提下,应减少人员流动与聚集,关闭各院区餐厅,提供餐食配送服务。

1. 人员保障

膳食部门应及时成立应急预案小组,膳食部门主任为疫情膳食后勤保障第一责任人,所有休假人员立即结束休假到岗待命,建立膳食保障应急电话并向全院公布。

膳食部门管理人员清点到场人员后进行工作安排并尽快完成后续各班组排班,维持膳食部门正常运营。

向各部门征集志愿者,保障盒饭等物资的运送与分发。

2. 物资保障

依据院级应急预案,膳食部门主任或副主任应第一时间与医务部联系,获取网格员信息,建立膳食后勤网格员通信组,完成院区各类人员数量统计,包含门诊患者及其家属、住院患者及其家属、本院职工、进修人员、规培生、学生、紧缺人才、第三方人员(物业人员、陪护人员、临床协调员、建筑工人、长期维保单位、医疗SPD运营人员)、其他来访人员等,人员数量统计尽量做到快速准确。

采购人员应立刻通知供应商尽快完成大米、面粉、饮用水、食用油、蔬菜、肉类、冻品、一次性用品等货品的首次到货,视仓储库房容量情况,应备足至少3天的用量,并要求供应商提高储备量。同时,采购人员应立即联系应急用餐保障配送企业提供餐食,也可考虑首餐提供自热米饭、面包、方便面等方便食品作为应急物资。

3. 运输保障

向医院各部门及供应商征集运输车辆,用于各类物资配送并要求配备驾驶员。向各类物资供应商了解物资种类、数量及到货时间,物资按照厨师出具菜单并确认完成烹饪的时间到货。若供应商物资到货时间或菜品烧制时间较长可能错过就餐时间，则应立即联系应急用餐保障配送企业或采购方便食品确保封院后用餐。

4. 物资接收

膳食部门应确认供应商物资到货接收点，安排院内人员运输。验收人员对到货的各类物资做到应检尽检、留存各类销售凭证、农药残留检测报告、检验检疫合格证等，物资储存应标识到货日期及时间，设立保质期限，严格做到先进先出，在保质期限内尽快使用。厨师应严格按照烹饪要求将熟制食物，烧熟烧透，盒饭不应提供生食海产品、切开的水果、凉拌菜等冷菜，以确保食品安全。

应急用餐保障配送企业按发放地点就近安排物资配送。由餐厅计量员、点位接收员实行双验收。

5. 配送安排

依照各供应商沟通的到货时间，安排早中晚三餐的出餐时间，并联系各网格员发放餐食，由网格员填写餐食签收单。餐食装箱使用一次性纸箱套袋盛放，各类人员用餐完毕后，一次性纸箱作为垃圾回收箱，套叠收集餐盒，统一无害化处理。

如有临时增加的用餐人员，各网格员应及时联系膳食部门应急电话另作配送。

6. 特殊膳食

住院患者或门诊患者因病情原因需要食用治疗饮食的，膳食部门营养餐厅负责统计并完成菜单下发，厨师严格依照菜单烹饪。

(二)大型公共卫生事件响应机制

大型公共卫生事件应急机制是为有效预防、及时控制和消除突发公共卫生事件的危害，保障公众身体健康与生命安全，维护正常的社会秩序依据《突发公共卫生事件应急条例》采取的应对机制。

医院作为大型公共卫生事件处理的重要环节，应全方位建立健全、统一、反应灵敏、协调有序、运行高效、保障有力的突发公共卫生事件响应机制，有效预防、及时控制和最大程度降低事件所带来的危害，维护区域稳定。

膳食管理作为医院后勤工作的重要组成部分,其管理水平与医院的整体医疗服务质量息息相关。面临突发公共卫生事件时,后勤保障服务,特别是膳食保障至关重要。医院膳食部门通过全面启动应急管理机制、建立"互联网＋饮食""AI＋送餐"膳食服务系统、重塑膳食保障流程、完善合理营养配餐制、强化管理培训,构建"立体式"防控,为奋战在一线的医务人员及与病魔斗争的患者提供了全方位的膳食服务。

1.构建高响应应急机制

(1)组建膳食保障工作小组:第一时间成立大型公共卫生事件膳食保障工作小组,由膳食部门主任担任组长,各厨师长、管理组成员担任组员,建立职责分工明确的保障小组,从人、财、物每个细节进行了优化设计,统一思想,为大型公共卫生事件提供组织保障。膳食保障工作组织架构详见图8-1。

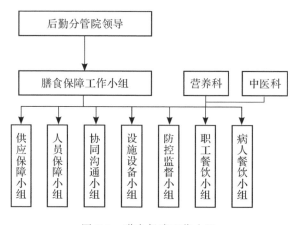

图 8-1　膳食保障工作小组

(2)启用物资供应保障机制:①强化保障机制。膳食部门采购人员应第一时间与食材类、餐盒类物资等供应商协调,针对日消耗大的食材(果蔬、肉类、水产、禽蛋)及餐盒等一次性用品,要求供应商在院内建立"临时仓库"。紧缺物资由医院餐厅统一协调。并与上级指挥部和当地政府保持紧密联系,寻求支持。②强化物资供应保障小组作用。大型公共卫生事件可能会导致市场供应较为紧张,供应保障小组在确保正常供应的要求下,及时了解市场行情,协调货源,解决供应商供货及运输过程中所遇到的问题。③重塑膳食供应流程。基于医院流程复杂,易出现洁污交叉导致感染风险等特点,医院感染管理部应针对餐厅送餐特点,及时规范操作流程并强化培训,监督《供应商送货人员、餐厅员工、送餐人员的安全与防护措施制度》《送餐设施清洗消毒制度》等重点制度的实施。在制度保障下,实地查看清洁区与污染区设置,对送餐路线重新设计,规避员工感染及食品污染风险。

2. 搭建无接触式服务

(1)员工服务:建立点餐、接单、后厨配餐、叫号取餐、核销一体智能化流程。隔离区员工可通过线上点餐,配送到点的形式,降低接触风险。

(2)患者服务:患者扫描床头张贴订餐二维码,进入手机订餐平台。患者可以随时浏览饮食菜单,获取详细的疾病营养指导与建议,医院膳食部门提供无接触送餐服务。

对于老年患者,隔离病区护士代替膳食点餐员与患者确认点餐。医院膳食部门制作手工订餐单,包含患者条形码张贴、订餐内容、订餐份数等内容,护士将订餐患者条形码标签张贴至订餐单,填写完整订餐信息,由订餐员在点餐设备上进行扫码点餐等操作。

3. 精益供应链管理

(1)升级供应商人员及车辆管理:食材供应采用"专人、专车"备案制,对每家供应商的送货人员、车辆信息进行登记备案并进行背景调查。送货进出应对人员进行健康监测,安保人员在医院入口岗亭处对送货人员、车辆进行信息核对,健康监测无异常后放行;验货人员在验货前对送货人员、车辆信息进行二次健康监测。

(2)强化验货管理:食材验收实行"双验收"制,实地验收与厨师长、计量员、仓库保管员验收相结合;严格落实证照索票制度;每批次来料均须出示禽蛋检疫合格证明、肉类检疫合格证明;每批次蔬菜抽查检测农药残留;严格核对来料品牌确保一致无误。

(3)标准制作过程:落实食品加工管理制度,严格把控食品加工的每一个步骤,不同类型的原料分开储存。烹饪过程中保证中心温度达到75℃;不销售冷食类、生食类、冷加工糕点、预拌色拉等菜肴品种。每餐按照食品留样规范做好全食品留样工作,单品种留样≥150g,并冷藏保存48小时以上;餐具使用全自动洗碗机清洗后,放入消毒柜进行蒸汽消毒之后方可继续使用。

(4)AGV 机器人送餐:采用 AGV 自动导引物流输送系统送餐,不但能够降低病毒传播风险,还可以合理提升送餐的效率,节省防护装备的使用。最大程度降低人与人之间的接触,是避免交叉感染的有效处理方式。

4. 人员管理

发生大型公共卫生事件期间,膳食部门各班组落实每日零报告制度,进行"点对点"管理,每日报告员工健康情况,并指定专人做好上岗人员的健康监测。针对劳务派遣人员特点,膳食部门和劳务派遣公司及时召开员工大会,要求厨师长、管理组成员率先垂范,主动到风险高的餐厅管理及病房送餐岗位,消除员工恐慌情绪。并积极组织培训,重点培训口罩、帽子穿脱、七步洗手法,并普及此次大型公共卫生事件相关防控知识。有针对性地培训订餐、送餐人员,规定送餐前后的防护 SOP,见表 8-7。

表 8-7 送餐人员送餐前后的防护 SOP

送餐前	送餐后
洗手(七步洗手法)	免洗手消毒液进行手套消毒
戴帽子	脱送餐服装,消毒手套
戴医用外科口罩	脱一次性乳胶手套,进行手消毒
戴一次性乳胶手套	脱一次性手术帽
穿送餐服装	摘口罩
	七步洗手法洗手

5. 环境管理

(1)空气消毒:售餐间、配餐间、餐车保洁间采用等离子空气消毒器,由原来一日三次,每次 2 小时,全面升级为 24 小时不间断消毒。

(2)地面消毒:每餐结束后对餐厅内场地面、大厅地面等均使用装有 500mg/L 有效氯浓度消毒液的洗地机进行清洗,作用时间不小于 30 分钟。

(3)餐桌椅等物表消毒:每餐结束后对餐厅餐桌椅使用 500mg/L 有效氯浓度消毒液进行擦拭,每次作用时间不小于 30 分钟。

(4)餐车及 AGV 机器人消毒:对送餐结束的餐车及 AGV 机器人使用 1000mg/L 有效氯浓度消毒液对内外表面进行擦拭消毒,每次作用时间不小于 30 分钟。达到作用时间后对餐车内外部使用清水擦拭,去除残留消毒剂。

（5）做好垃圾分类和管理：食品加工过程中产生的垃圾均使用带盖垃圾桶分类存放，垃圾桶满后及时运到指定地点暂存，避免垃圾溢出，做好日产日清，区域消毒每天不少于 2 次，并留有记录。

四、应急事件演练

医院膳食应对各类突发应急事件做好演练预案，适时开展演练活动。

笔者以食物中毒为例，对演练方案做初步描述。

1. 演练准备工作

食物中毒演练应以膳食部门为主导，编制食物中毒应急预案及演练脚本，确定方案的可行性、人员分工、演练目的和宣传方案。确定演练计划后，保卫科、医院感染管理部、医务部、保健科、病房召开筹备会议，多部门桌面推演，分头开展准备工作。

2. 设计演练方案

演练方案设计一般包括确定演练目标、设计演练场景和演练实施、设计评估标准和方法、编写演练方案等任务。演练目标应简单、具体、突出重点、易考核、可实现。演练场景应明确演练过程中场景时间顺序列表和空间分布情况，制定清单，对每项演练事件，明确发生的时间、地点、事件描述、消息的发送接收和传递以及根据传递的消息应该做出应急响应行动。

3. 食物中毒应急演练脚本

（1）演练目的：①餐厅内部人员了解食物中毒后处置程序。②餐厅内部人员了解食物中毒后集合点。③院内各科室了解食物中毒后自身所作工作。④全院熟悉院内食物中毒投诉电话。

（2）演练时间：2023 年 1 月 5 日 14：00。

（3）演练场地：某临床科室病房。

（4）演练参加部门：膳食部门、保卫科、医院感染管理部、医务部、保健科等部门。

（5）演练场景及分工，见表 8-8。

表 8-8 食物中毒演练人员分工表

组别	人员	分工
导调组	李 A、项 B、张 C、曹 D、周 E	李 A、项 B 负责方案审核； 张 C、曹 D、周 E 负责演练方案制定
保障组	严 F、董 G、斗 H、周 E	负责现场道具准备(3 份左右盒饭)、场景氛围营造、场地选址(选定 3 名食堂工作人员到病房扮演食物中毒人员)、准备留样冰箱封条
宣传资料/评估组	曹 D、阮 I、杨 J	负责现场资料收集(视频、照片)、演练观察表及报道
现场指挥组	张 C、项 B	负责现场指挥
参演队伍		参与到演练中(具体见详细分工)
保卫科		接到膳食部门电话后,立即赶到现场保护现场,负责现场秩序维护
医务部		负责医院食物中毒后的应急医疗救助工作。组织中毒人员的救护、输送就医、指导自救和互救
医院感染管理部		开展院内细菌学检测
保健科		负责食源性疾病上报工作,做记录备案

(6)演习情景概述:2023 年 1 月 5 日 14:10,营养食堂工作人员钱 L 接到肝胆胰外科护士长金 K 电话表示该病区 3 名患者食用营养食堂的盒饭后发生呕吐、头痛现象,人数有增加倾向。

(7)演练动员部署会议:2023 年 1 月 3 日 14:00。

(8)演练目标:①膳食部门员工了解食物中毒后处置程序;②膳食部门员工了解食物中毒后集合点;③院内各科室了解食物中毒后应急流程;④院内全员知晓发生院内食物中毒投诉电话;⑤对院内食物中毒演练中出现的欠缺点进行整改:接听投诉电话时明确记录发生时间、地点、人数,大致情况,涉及人员应做好防护措施。

(8)演练事件清单:详见表 8-9。

表 8-9 食物中毒演练事件清单

顺序	发生时间	地点	事件描述	消息发送与传递
1	14：10	肝胆胰外科病房	3 位患者饭后出现不同程度呕吐,护士长投诉该事件至营养食堂	护士长(金 K)立马打电话向营养食堂投诉
2	14：11	肝胆胰外科病房	主管医生电话联系感染科急会诊,会诊疑似食源性疾病	主管医生联系会诊
3	14：11	肝胆胰外科病房	护士长通知保健科情况	护士长(金 K)告知保健科
4	14：11	营养食堂	营养食堂班组长接到电话得知呕吐情况,记录发生事件地址、时间、中毒人数、联系电话,并汇报厨师长。厨师长立即要求营养食堂班组长封锁留样冰箱	营养食堂班组长(钱 L)向厨师长(董 G)汇报该事件,并立即要求钱 L 封锁留样冰箱
5	14：12	营养食堂	营养食堂班组长到达食品留样间	营养食堂班组长(钱 L)看守留样冰箱
6	14：12	肝胆胰外科病房	护士长通知医护人员做好防护措施	护士长(金 K)告知医护人员
7	14：13	营养食堂	厨师长得知后将情况立刻汇报至膳食部门主任	厨师长(董 G)将该事件汇报至膳食部门主任(李 A)及主任助理(项 B)
8	14：14	营养食堂	膳食部门餐厅负责人立即通知厨师长封锁餐厅现场维持餐厅秩序	餐厅负责人(项 B)通知厨师长(严 F 负责南区、斗 H 负责北区)封锁现场维持秩序
9	14：14	肝胆胰外科病房	厨师长立即通知医院感染管理部、保卫科、医务部现场情况	厨师长(董 G)告知医院感染管理部、保卫科、医务部现场情况
10	14：16	肝胆胰外科病房	厨师长携食品安全管理员立即赴现场了解基本情况,了解进食事件、进食食物、中毒人数。向膳食部门主任转述现场情况	厨师长(董 G)携食品安全管理员(周 E)赶到现场,厨师长(董 G)了解情况后向膳食部门主任(李 A)汇报现场情况
11	14：16	肝胆胰外科病房	保健科到达病房,并汇报至区疾控中心卫生监测科	保健科上报区疾控中心卫生监测科
12	14：17	膳食部门	膳食部门主任汇报分管院领导并通知管理组	主任(李 A)汇报分管院领导,通知膳食部门助理(项 B)向管理组成员发布预警。管理组成员及食品安全员(周 E)收到预警

续表

顺序	发生时间	地点	事件描述	消息发送与传递
13	14：17	肝胆胰外科病房	厨师长配合医护人员安抚病员	厨师长(董 G)配合医护人员对病员进行安抚
14	14：17	肝胆胰外科病房	保卫科到达病房	保卫科到达病房维持现场秩序
15	14：18	肝胆胰外科病房	应急预案组长启动应急预案	分管院领导启动应急预案
16	14：18	肝胆胰外科病房	食品安全员取回中午盒饭残留食物	食品安全员(周 E)取回肝胆胰外科病房中午盒饭残留食物
17	14：18	餐厅厨房	保卫科赶到现场与餐厅管理人员接洽，维护餐厅大厅秩序。保卫科看守各出口，禁止人员离场	保卫科协同餐厅管理人员(严 F、斗 H)封锁现场
18	14：19	肝胆胰外科病房	医务部、医院感染管理部赶到现场，协同诊治处理	医务部协同诊治处理；医院感染管理部现场环境调查
19	14：20	厨房	食品安全员将中午盒饭残留食物放入留样冰箱，并协助封锁留样冰箱与食物	食品安全员(周 E)取回中午盒饭残留食物放入专用留样冰箱
20	14：20	厨房	医院感染管理部组织开展配餐间、留样冰箱细菌学检测	医院感染管理部对留样冰箱、营养食堂配餐间等进行环境卫生检测
21	14：21	餐厅	膳食部门员工汇报至市场监管局餐饮管理科食品监督部门(中毒人数、临床症状、所进食物、动态、已采取的措施)，公布暂停供餐信息	院区膳食部门负责人(项 B)汇报区市场监管局餐饮管理科食品监督部门
22	14：22	肝胆胰外科病房	餐厅负责人通知餐厅管理员召集餐厅所有人员	餐厅负责人(项 B)通知餐厅管理员(严 F、斗 H)召集餐厅所有人员
23	14：22	餐厅厨房	餐厅管理员立即召集餐厅所有人员在员工餐厅大厅集合，等待上级部门检查	餐厅管理员(严 F、斗 H)召集餐厅所有人员
24	14：30	肝胆胰外科病房	医院感染管理部组织开展病房细菌学检测	医院感染管理部在病房进行环境卫生检测
25	14：40	餐厅厨房	保健科陪同区疾控中心卫生监测科展开调查	保健科与区疾控中心卫生监测科展开调查
应急终止				

续表

顺序	发生时间	地点	事件描述	消息发送与传递
			善后处理	
26	14：40	膳食部门	采购通知盒饭配送公司,响应食物中毒应急	采购通知盒饭配送公司响应食物中毒应急
27	14：40	膳食部门办公室	膳食部门主任下达舆情处理方案	主任(李 A)通知舆情处理方案
28	15：00	膳食部门办公室	膳食部门开会总结此次事件并上报院领导	针对此次事件开会总结并上报

4. 演练记录

应急演练脚本定稿和完善后,应确保演练过程有记录、易考核,对重点流程执行到位情况、执行时间、存在问题准确记录。尤其是对消息的发送接收和传递过程,留有记录,便于查找演练中出现的问题,针对性改进流程。食物中毒演练观察表见表 8-10。

表 8-10　食物中毒演练观察表

步骤	内容	到位情况	存在问题	记录人员	执行时间
1	肝胆胰外科病房医护人员正确拨打食物中毒投诉电话				
2	肝胆胰外科病房主管医生联系感染科会诊				
3	肝胆胰外科护士长通知保健科				
4	肝胆胰外科护士长通知医护人员做好防范措施				
5	营养食堂班组长接到电话后记录情况				
6	营养食堂班组长汇报厨师长				
7	厨师长汇报膳食部门主任和餐厅负责人				
8	餐厅负责人通知厨师长封锁现场				
9	厨师长通知营养食堂班组长封锁留样冰箱				
10	营养食堂班组长到达留样间,看守留样冰箱				
11	厨师长立即通知医院感染管理部、保卫科、医务部现场情况				
12	厨师长立即赴现场了解基本情况,了解进食事件、进食食物、中毒人数				

续表

步骤	内容	到位情况	存在问题	记录人员	执行时间
13	保卫科到达病房,维持秩序				
14	厨师长告知膳食部门主任现场情况				
15	医院感染管理部赴餐厅操作间做细菌学采样				
16	保健科汇报区疾控中心卫生监测科				
17	膳食部门主任汇报分管院领导				
18	厨师长配合医护人员安抚病员				
19	应急预案组长启动本应急预案				
20	食品安全员取回中午盒饭残留食物				
21	保卫科封锁厨房,禁止人员出入				
22	食品安全员将中午盒饭残留食物放入专用留样冰箱,并协助封锁留样冰箱与食物				
23	医务部赶到病房				
24	医院感染管理部赴病房环境采样				
25	餐厅负责人汇报该事件至市场监管局餐饮管理科食品监督部门(中毒人数、临床症状、所进食物、动态、已采取的措施),公布暂停供餐信息				
26	餐厅负责人通知餐厅管理员召集餐厅所有人员				
27	餐厅管理员召集餐厅所有人员集合完成				
28	保健科同区疾控中心卫生监测科展开调查				

员工角色正确执行率:

记录人员签名:

观察人员:设置2名以上观察人员,以便数据验证
到位情况:执行到位打"√",执行不到位打"×",并填写问题

5. 演练评估

演练评估是在全面分析演练过程、演练记录以及相关资料的基础上,对于演练目标要求和参演人员表现,对演练活动及其组织过程做出客观评价评估,总结经验教训,并编写评估报告的过程。对演练前培训情况、演练方案适宜性、人员操作情况、物资到位情况、个人防护和协调情况进行总体评

估,食物中毒演练评估表,见表 8-11。

表 8-11　食物中毒演练评估表

预案名称		演练地点	
组织部门		演练时间	
参与部门 /科室			
参与人员 及角色分配	总指挥		
	演练人员:		
	记录人员:		
	控场人员:		
演练类别	□实际演练 □桌面推演	演练内容:□预案全部内容 　　　　　□预案部分内容	
演练目的			
演练前培 训完成情况	预案培训:□是　　□否 人员职责与分工培训:□是　　□否 脚本培训:□是　　□否 物资准备:□是　　□否		
演练过程			
演练方案 适宜性评审	适宜性:□全部能够执行　　□执行过程不够顺利　□明显不适宜 充分性:□完全满足应急要求　□基本满足需要完善　□不充分,必须修改		
演练 效果 评审	人员操 作情况	□职责明确,操作熟练　　□职责明确,操作不够熟练 □职责不明,操作不熟练	
	物资到 位情况	□现场物资充分,全部有效　□现场准备不充分　□现场物资严重缺乏	
	个人 防护	□不适用本次演练 □适用本次演练,并评价:　　□全部人员防护到位 □个别人员防护不到位 □大部分人员防护不到位	
	协调组 织情况	□准确、高效　□协调基本顺利,能满足要求　□效率低,有待改进	
	演练效 果评价	□达到预期目标　　□基本达到目的,部分环节有待改进 □没有达到目标,须重新演练	

续表

院内支援部门和协作有效性	☐不适用本次演练
	☐适用本次演练,并评价: 报告上级： ☐报告及时 ☐联系不上 保卫部： ☐按要求协作 ☐行动迟缓 医务部： ☐按要求协作 ☐行动迟缓 医工信息部： ☐按要求协作 ☐行动迟缓 其他部门 院感科、保健科： ☐按要求协作 ☐行动迟缓
院外支援部门和协作有效性	☐不适用本次演练
	☐适用本次演练,并评价: 报告上级： ☐报告及时 ☐联系不上 消防部门： ☐按要求协作 ☐行动迟缓 医疗救援部门：☐按要求协作 ☐行动迟缓 物资保障部门：☐按要求协作 ☐行动迟缓 信息部门： ☐按要求协作 ☐行动迟缓 其他部门： ☐按要求协作 ☐行动迟缓 周边政府配合:区疾控中心卫生监测科、区市场监管局餐饮管理科食品监督部门 ☐按要求配合☐不配合

记录人： 院/科室审核人： 时间：

应急演练是一个系统的过程,最直接的意义便是能让膳食部门员工及医院相关部门人员进一步掌握应急处理流程,以及提升在突发事件过程中的协调与配合,最大限度减少人员伤亡和财产损失。对医院来说,应急演练暴露出来的问题,在每一次演练中探讨、改进,才能促进医院管理持续改进有提高。

第四篇

服务篇

第九章

基本膳食服务

第一节　职工膳食服务

在医院这个与死神拼速度的神圣战场，一线医护人员只有保持充沛的精力，才能在救助生命的关键时刻保持最佳状态。而医院员工餐厅就是他们背后的"田螺姑娘"，为医护人员提供搭配合理且营养美味的三餐。如果将医护人员比作在前线战场上与死神博斗的超级英雄，那么膳食部门就是为他们做好后方支援的幕后英雄。

医院职工膳食服务是医院文化的重要组成部分，也是维系职工与医院良性关系的重要纽带。随着大数据时代的到来，"互联网＋"实现了医院供餐模式逐步由传统模式向"以职工为核心，吃出文化、吃出健康"的新模式跨越。新时期医院餐厅的建立可利用信息化技术建设医院"智慧化餐饮模式"，牢牢抓住食品安全生命线，致力于传递集服务、安全、创新于一体的新时代医院职工膳食文化，提升就餐职工体验感、幸福感和归属感，以提高职工膳食满意度为最终目的。

医院就餐问题是每位职工关注的焦点，综合医院工作人员类型主要有如下几种（见表 9-1）。

表 9-1　综合医院工作人员构成类型

人员类型	组成人员
医务人员	医生、护士、医技、行政人员
运行服务人员	安保、物业管理、陪护人员、施工、监理单位工作人员、第三方人员
培训人员	进修生、实习生、规培生、学生

经调查发现，工作性质导致医务人员就餐时间短、饭点集中且不固定等问题使得职工就餐矛盾逐渐凸显，需满足其快速就餐需要；运行服务人员更倾向于获得高性价比的工作餐，且选择更具有多样性；培训人员一般来自下级医院、其他医学院，流动性大，往往会将医院餐饮保障同原单位进行横向比较。

以上就餐需求的不一致对医院餐厅环境、人、物等资源配置提出了极大的要求。因此如何平衡差异巨大的供求关系，实现"小食堂容纳大流量"，以健康、营养、美味、多样为原则，为医院职工提供安全放心、营养优质、价格合理的膳食及规范周到的服务，成为医院餐厅首先要解决的问题。随着国家卫生健康委推进实施公立医院绩效考核，职工膳食满意度成为考核的重要指标之一，餐饮服务在后勤服务管理中的重要性不断提升。

一、基本餐饮服务

餐厅服务应以医院职工为核心，创新膳食服务模式，给予各职工餐厅不同的定位，如自选餐厅、自助餐厅、手术室餐厅、急诊室餐厅等，实现人员智能分流，减少排队等候时间过长造成的不满及投诉，提升医院职工膳食满意度，从传统的满足基本温饱要求的单一"大锅饭"餐厅模式逐步向多种餐饮形式共同组成的医院餐饮服务网络过渡。

（一）餐饮片区

以美食街、美食广场构成的餐饮片区，在社会大型商业项目中，已是必备的配套设置之一，也在发达国家的综合医院有所应用。餐饮片区美食汇聚浓度高，食品种类丰富，用餐形式随意，不仅满足综合医院不同人员类型的用餐需求，而且避免了"众口难调"的问题。

美食片区具备经济、方便、快捷的特点。

医院注重职工、患者的食物供给,在一定程度上可以缓解就餐人员焦躁不安的情绪。

例如,杭州 501 生活广场 Medical mall 就是我国首个将医疗片区和商业片区相结合的医疗综合体,作为医疗机构餐饮片区的标杆将美食城搬进医院。同时,该餐饮商业片区还与城市主要交通系统相连,是城市空间与医疗空间的过渡,也是医疗综合体的社会化生活化功能的补充。

（二）自选餐厅

医院自选餐厅整体空间设计一般较为简单。在自选餐厅,菜品被分门别类盛放在各菜品窗口,如水果类、饮品类、荤菜类、蔬菜类、主食类等。自选餐厅由厨师提前制作成批饭菜,满足大餐厅多人次用餐需求,该类型餐厅具有取餐速度快、选择自由度高、菜品制作成本低等特点,能够满足职工对菜品自主选择搭配的需求。根据笔者经验,单餐就餐人数超 800 人的餐厅,采取两条取餐动线,才能有效缓解就餐压力。

目前大多数医院自选餐厅一般采取智盘结算模式,智盘结算台采用一体化设计,平面集成了射频读写装置、读卡器、显示屏等多个设备,实现对进入结算区餐具的批量快速识别。职工将选定菜品放入指定识别区域读取价格,使用就餐卡即可完成支付。部分走在前端的医院餐厅已使用无感支付,手持托盘完成菜品识别,由一卡通支付升级为人脸支付,支付成功后闸机自动开门,减少用户拿卡、放卡时间,以及忘记带就餐卡等造成的不便。

（三）自助餐厅

医院自助餐厅为职工提供另一种创新用餐选择。自助餐厅采取统一定价,为职工提供早餐、中餐等多种时段的餐饮服务。厨师在明档现场烹饪,满足个性化需求。该类型餐厅就餐模式以职工自我服务为主,满足了职工对自由选择餐品种类数量以及每份餐品餐量的灵活需求,具有就餐人员参与感强、互动性高、选择多样的特点。自助餐厅可根据餐厅定位提供不同层次服务,如客定单价低,服务对象为普通职工的自助餐厅,可选址在门诊大楼,门诊医护人员长期购买食用盒饭的问题得以有效缓解,提高职工膳食满意度。定位面向高级知识分子开放的自助餐厅,目的则是为他们营造就餐期间会谈、学术探讨的私密性场所。自助餐厅可供应主食、粗粮、水产海鲜、小炒菜、汤羹、甜点、水果、咖啡饮料等多种类型的膳食。

(四)手术室餐厅/急诊室餐厅

考虑到手术室、急诊科、ICU 职工工作强度大，24 小时连续运行的工作特点，及其工作环境的特殊性，医院膳食部门在手术室、急诊室、ICU 场所加设餐厅，为需要在该场所长期工作无法外出就餐的医护人员提供餐饮服务。手术室、急诊室职工用餐时间不固定，膳食部门可根据各科室需求协商解决供餐时间、饭菜保温等问题。为提升职工每日用餐新鲜感，菜品种类以月为周期，定期更新，平衡膳食。膳食部门工作人员定期走访手术室、急诊室，召开座谈会，听取职工意见，不断提升职工的就餐体验，做好其坚实的后盾。

(五)智慧餐厅

医院智慧餐厅是基于职工自助点餐系统、服务呼叫系统、预定排号系统等智能信息管理技术打造的数智型餐厅。考虑就餐人员地域口味、制作方式、风味特色，智慧餐厅规划多类型美食档口，为职工提供多种不同风味的菜品以供选择，如小炒档口、面食档口、熟食卤味档口、速食档口、蒸菜档口、当地小吃等多种类型特色档口，烹饪川菜、粤菜、浙菜等多种菜系，满足不同目标人群的多元需求。

医院智慧餐厅由传统人工点餐模式转向职工点餐系统客户端或餐厅自助点餐机点餐模式，点餐系统根据备餐进度实时提醒，职工收到提示取餐信息后直接去餐厅窗口凭号取餐。即到即取的模式不仅大大节省了排队时间，而且还有效维持了餐厅就餐秩序，节约了用工数量，降低了餐厅运营成本。

自助点餐系统可在中控中心实时监测档口营业数据，菜品销量统计和客流量，实现人员、原料、耗材测算，推进餐厅精细化管理及运营。

(六)自助式餐饮服务设备

目前市场上较为广泛接受的自助式餐饮服务设备有自助盒饭售卖机、自助饮料(轻食)售卖机、自助咖啡售卖机等。自助餐饮服务设备可以有效弥补餐厅(供餐点位)固定的缺陷。在门诊等候区、护理病区放置自助式餐饮服务设备，方便购买人员触达。一方面，"即拿即走，免排队"的购物体验为医护人员与患者就餐提供方便,另一方面,"无人值守"的售卖形式大大降低餐厅人力运营成本。

值得一提的是,自助盒饭售卖机对摆放场地要求更加苛刻,摆放后需考虑购买者就餐场所布局,否则容易造成门诊等候区易腐垃圾堆积、购买餐食后无处就餐等尴尬境地。

二、职工"菜篮子"服务

医院膳食部门将"家文化"服务理念融入管理工作中,不管是服务内容、产品选择,都最大限度地围绕着人开展。总体而言,相比于泛泛地谈以人为中心,更多地聚焦服务人的便捷性和就餐体验,职工服务应以满意度为导向,满足医护人员多方需求。医院膳食部门除满足基础用餐需求外,还推出了餐饮配送服务、净菜服务、家常菜服务、安心早餐服务、线上职工之家超市、中点/蛋糕预订等多项职工"菜篮子"服务,方便医院职工的日常生活,节约时间成本。

(一)餐饮配送服务

医院餐厅提供职工餐饮配送服务,包含职工点餐配送和科室会议团餐配送。职工餐饮配送服务主要采取"网络订餐＋餐厅备餐＋送餐团队送餐"的基本流程,医护人员可在订餐系统手机客户端预订菜品,由送餐团队配送,有效缓解了餐厅就餐高峰期排队问题。

科室会议团餐配送服务,着重考虑会议进程不确定性影响饭菜温度,或长时间保温导致饭菜口感差等问题,制定适合配送条件的菜谱。

送餐团队主要由餐厅自有团队、院内招募送餐人员组成,院外专职送餐人员作为补充,确保餐饮送餐准确性与及时性。同时,完善送餐团队监督考核机制,将膳食满意度评价嵌入每一笔配送订单中,推动院内配送服务有序进行。

(二)净菜服务

半成品净菜实质上是指可直接利用的新鲜、安全和卫生的食材,经主配菜切盘后,以"半成品"的状态销售,可食率接近100%,只要简单烹饪便能成为一道成品菜。医院餐厅可推出半成品净菜对现有服务进行补充。择菜、洗菜、切菜、配菜、封装等步骤由餐厅工作人员完成,购买后在烹制过程中只需根据个人喜好添加调味品,即可快速完成一桌家常菜。半成品净菜既解决了医护人员"买菜难,做菜烦"的问题,又保留了医护人员回家做菜的趣味性和仪式感。

(三)家常菜服务

家常菜服务推动膳食服务从医院餐厅向职工家庭餐桌延伸,让职工吃得安心、吃得舒心、吃得暖心。医院职工餐厅推出的周五家常菜,通常包含卤味、煲类等家庭制作较为繁琐的菜品,为职工提供开盖即食的美味,满足医护人员对家庭聚餐的期待。另外,医院餐厅可依照时令变化提供季节性菜品,或推出地域特色菜品,适时更新菜单,提升新鲜感。

(四)安心早餐服务

国内大部分医院都存在后勤用房距离门诊较远的问题,早上餐厅的长队令门诊医护人员望而却步,安心早餐服务可以有效缓解这一用餐矛盾。医院餐厅可在门诊大楼或院内多区域设置移动早餐点,以组合套餐形式销售。

对于信息化建设水平较高的医院,可进一步将"安心早餐"以预定形式,纳入职工订餐系统,医院职工可提前在订餐系统手机客户端下单早餐套餐,次日早晨于规定时间内凭取餐二维码到取餐点核销取餐,此预定取餐服务给职工带来极大的便利。

(五)线上职工之家小超市

本着"平价、周到、优质""为职工谋福祉、谋便利"的服务理念,医院膳食部门开通了线上职工之家小超市,极大地方便了职工生活。线上职工之家小超市是指在职工点餐系统客户端,搭建线上超市商品类目,如米、面、粮油、水果、副食品、净菜等线上零售小超市,采用职工预定下单后配送到家的服务模式。线上职工之家小超市让医院职工足不出院,享受实惠的价格、便捷的购物体验,为职工提供生活上的便利。

医院膳食部门在此项服务中,应做到严格精选商品,做好物品采购意见征询,根据职工的生活需求,有目的、有计划地采购各种品类商品,以优惠得价格向职工销售,为职工谋福利。带着医院自有品牌的线上小超市,具备天然的主场优势,医护人员对线上小超市的信任度远高于同类型电商平台。

（六）中点/蛋糕预订服务

设有中式面点制作间及西点制作间的医院餐厅,可根据职工需求,适时推出中式点心、西点蛋糕等预订服务。将此项服务转移到线上供医护人员在手机端提前下单预定,可准确了解职工需求,减少食材及成品不可控导致的浪费,节约成本;同时,也可缓解后厨制作人员短时间内集中供应的压力,确保当日制作,保证食材及成品的新鲜可口与食品安全。

（七）24 小时供餐服务

医院膳食部门特别关注因手术、抢救患者等紧急任务下晚班或值班职工的用餐问题。在医院开设 24 小时餐厅或提供 24 小时不间断供餐服务已成为近年来全国各医院膳食发展的新趋势。24 小时餐厅及供餐服务的推出,让医务人员回归到医疗本身,无须担心三餐及夜宵问题,让他们能全身心地投入到临床工作中,为患者提供更高质量的医疗服务,增强医护人员的幸福感与归属感。

24 小时供餐服务主要服务时间较集中于夜间,因此医院膳食部门应着重关注夜间用餐配送服务,充分考虑因就餐时间点特殊对菜品种类的不同需求。医院 24 小时供餐服务的开通,不仅能有效改善医护人员的用餐条件,同时也为医院临床等工作提供了坚实的后勤保障力量。

（八）团体桌餐预订

为满足医院职工的不同就餐需求,医院餐厅提供团体桌餐预订服务。餐厅按照不同用餐标准及就餐形式,制定不同价格标准菜单供职工选择。从食材选购、菜品色泽、营养搭配、健康卫生等方面高标准、严要求,参照社会化餐饮模式,根据职工的需求制定专属的用餐及服务方案。团体桌餐预订服务的开通,为职工提供了线下就餐、聚餐的便利服务,无需外出即可以实惠的价格享受到安全、优质、专业、贴心的服务。

第二节 患者膳食服务

我国综合医院的餐厅和卫生间一直被就诊人群和医务人员吐槽和诟病,北京协和医院公共卫生院院长刘远立和他的团队曾面向全国范围展开满意度调查,调查结果显示住院患者对医院餐厅最不满意,门诊患者对医院厕所最不满意。

对比住院患者、门诊患者、体检人员、陪护人员等多类型医院就餐人员,不同就餐人员对餐饮期望程度与需求各不相同。住院患者由于病种、人员类型、病情严重程度不同,医院餐厅需严格遵循饮食医嘱为患者提供点餐、送餐服务,制定规范化送餐流程,加强营养食堂人员的营养知识培训。医院营养食堂为各院区门诊及住院患者、患者家属提供膳食服务,合理膳食不仅为患者提供感官享受,还能促进患者的身体健康,提高他们的生活质量。

一、基础膳食服务

医院膳食部门应为患者提供基础点餐及送餐服务,点餐、送餐内容应包括基本膳食及治疗膳食服务。医院餐厅应配备营养膳食订餐及送餐人员,对住院患者提供床头订餐服务,尤其是治疗饮食患者,须在专业人员的指导下选择膳食,并录入订餐系统,关联患者住院信息,生成专属标签,粘贴于患者餐盒上以作区分。在送餐时,护理人员应协助营养食堂送餐人员核对患者姓名及病历号。

(一)基本膳食服务

医院基本膳食是根据不同疾病的病理特点和生理需要将各类食物用改变烹调方法或改变食物质地而配制的膳食。

医院基本膳食又称为医院的常规膳食。种类有普通饮食、软食饮食、半流质饮食和流质饮食 4 种。

在医院膳食的烹饪上,餐厅应配备营养食堂专职厨师,营养厨师应严格依从营养科编制的食谱制作,通过合理的烹调制作方式减少营养素的丢失或破坏。合理科学烹饪是保证食物营养质量和色、香、味的重要手段。合理科学烹饪应合理科学配菜,注重烹饪原料的选择与搭配,主要遵循膳食平衡原则、食物种类多样化原则,恰当搭配原料营养成分。

在此基础上,医院膳食部门可增加家属膳食服务,以区分患者普食饮食,避免患者误食。家属膳食服务分为堂食服务和病房服务,开设对外餐厅满足门诊患者及其家属就餐需求,提供多种就餐选择。

(二)治疗膳食服务

膳食部门与营养科开展密切联系与合作,医院各类治疗饮食多达百种,每种不同的治疗饮食其菜谱与烹饪方式又各有不同,在营养师的指导与营养护士的监督下开展日常治疗饮食的配制工作。

常见的治疗饮食可分为低盐饮食、低脂饮食、低蛋白饮食、低嘌呤饮食、素食饮食、糖尿病饮食、无渣/少渣饮食、忌碘饮食等。

治疗饮食的烹饪由营养厨师负责制作,营养膳食应根据《中国居民膳食指南》推荐的每日用盐用油量进行添加。例如,低盐饮食患者,每日推荐食盐摄入量不超过 3g,中餐/晚餐一荤两素,每种菜品的用盐量不得超过0.5g。营养厨师接受营养护士监督指导,结合治疗饮食的特殊性,营养食堂细分各操作环节,制定营养食堂日常工作检查表,见表 9-2。

表 9-2　营养食堂日常工作检查表

检查人:　　　日期:　

检查场地	检查内容	检查结果	存在问题
灶面间	调味品使用是否合理、是否称量		
	灶面卫生是否达标		
	尝菜是否使用专用勺		
配餐间	工作人员是否按要求进行手卫生及个人卫生		
	菜的分发是否合理,检查菜的质量		
	治疗饮食标记是否正确		
	品尝菜的味道,如咸淡、软硬、生熟		
	糖尿饮食米饭的量是否正确		

续表

检查场地	检查内容	检查结果	存在问题
送餐组	送餐员的工作服是否正确整齐		
	餐车是否清洗干净、消毒		
	口罩、手套佩戴是否正确		
	发餐中是否有身份核对		
留样	检查留样是否按要求进行		
	留样有记录		
其他情况			

备注:检查结果合格"√",不合格"×"。

为普通饮食患者及其家属提供更智能的膳食服务可有效提升服务质量,餐厅可利用智慧点餐软件,无需订餐人员床头订餐,患者及其家属可通过移动电子设备自助选择饮食并下单。智慧点餐软件具体功能详见第三章第二节患者订餐营养管理系统。

二、特殊人群膳食服务

(一)儿童糖尿病饮食周食谱编制与分析

为儿科的糖尿病患者提供儿科糖尿特殊菜谱定制及烹饪,用膳食服务辅助临床治疗(见表9-3)。

表 9-3 儿科糖尿病饮食周菜单

星期	早餐	中餐		点心	晚餐	
		A	B		A	B
一	白煮蛋 菜包 纯牛奶	软饭 小肉圆 胡萝卜味干丁 菠菜木耳	虾仁碎菜面 丝瓜豆腐 甜椒娃娃菜	小番茄 4～5个	软饭 洋葱丁鳝鱼丝 黄瓜胡萝卜丁 蒜泥苋菜	肉末茄汁意面 冬瓜木耳 蘑菇豆腐汤
二	白煮蛋 肉包 无糖酸奶	软饭 洋葱胡萝卜鸡丁 青椒茄子丁 腐皮毛毛菜	番茄鸡蛋面 西葫芦胡萝卜丁 蒜泥茼蒿	苹果1个 (2～3两)	软饭 青椒牛柳 芹菜味干丝 双色萝卜丝	白菜猪肉水饺 蒜泥空心菜 凉拌黄瓜

星期	早餐	中餐		点心	晚餐	
		A	B		A	B
三	白煮蛋 南瓜馒头 纯牛奶	软饭 鱼圆 蘑菇丝炒刀豆 绿豆芽胡萝卜丝	青椒肉丝面 花菜味干 蒜泥生菜	水果黄瓜 1根	软饭 鱼香肉丝 番茄冬瓜 香菇青菜	玉米猪肉小馄饨 清炒油麦菜 莴笋胡萝卜丝
四	白煮蛋 刀切 无糖酸奶	软饭 红烧鸭丁 茭白木耳 清炒地瓜叶	鳝丝面 清炒木耳菜 番茄冬瓜	油桃1个	软饭 蒜苗肉片 蘑菇大白菜 丝瓜豆腐	肉末茄汁意面 西兰花胡萝卜 紫菜蛋汤
五	白煮蛋 花卷 无糖豆浆	软饭 海带排骨 西葫芦胡萝卜丝 蒜泥苋菜	芹菜猪肉水饺 水蒸蛋 蘑菇毛毛菜	小番茄 4～5个	软饭 清蒸小黄鱼 青椒茄丁 黄豆芽胡萝卜丝	青菜碎肉丝面 蒜泥豇豆丁 冬瓜木耳
六	白煮蛋 菜包 纯牛奶	软饭 萝卜烧肉 蒜泥茼蒿 花菜胡萝卜	洋葱牛肉小馄饨 蒜泥生菜 甜椒大白菜	苹果1个 (2～3两)	软饭 水煮虾 菠菜木耳 番茄丝瓜	肉末茄汁意面 花菜味干 清炒空心菜
日	白煮蛋 刀切 无糖酸奶	软饭 红烧鸡翅中 韭芽炒味干 黄瓜木耳	虾仁豌豆 胡萝卜面 腐皮油麦菜 西兰花胡萝卜	水果黄瓜 1根	软饭 番茄黑鱼片 香菇青菜 双色萝卜丝	白菜猪肉水饺 蘑菇丝炒刀豆 青椒茭白丝

　　糖尿病治疗是综合性的，包括医学营养治疗（medical nutrition therapt，MNT）、运动处方、血糖监测、自我管理教育及药物治疗。其中，MNT是治疗的基础，是糖尿病自然病程任何阶段预防和控制必不可少的措施。儿童MNT的目标是提供充足的能量与营养，以保证正常发育，也是为了使血糖能稳定地控制在接近正常水平，以减少并发症的发生，糖尿病儿童的饮食应是有一定限度的计划饮食。每日总热卡以碳水化合物占50%～55%，蛋白质占15%～20%，脂肪占30%的比例计算出所需的糖、蛋白质和脂肪的量（g）。脂肪应是植物油（不饱和脂肪）避免肥肉和动物油。全日能量分配为早餐1/5，中餐和晚餐分别2/5，每餐中留出少量能量比例（约5%）作为餐间点心。每餐中糖类是决定血糖波动和胰岛素需要量的关键。开具A/B套餐源于考虑到儿童患者情绪波动大，增加膳食选择。

（二）孕妇饮食营养周食谱编制与分析

为孕妇提供特殊膳食服务。根据医院收治患者实际情况推出孕晚期套餐、孕晚期妊娠糖尿套餐（见表9-4）。

表9-4 孕妇饮食周菜单

星期	早餐	点心	午餐	点心	晚餐
一	水蒸蛋 菜包 纯牛奶	酸奶 （无糖酸奶） 小紫薯1只	小米软饭 洋葱鳝鱼丝 丝瓜豆腐 蒜泥苋菜	小番茄 7～8个	荞麦面 小肉圆 萝卜胡萝卜味干丝 菠菜木耳
二	白煮蛋 肉包 酸奶 （无糖酸奶）	纯牛奶 玉米1小段	黑米软饭 红烧鸡翅中 青椒茄子 腐皮毛毛菜	苹果1个 （3两）	白菜猪肉水饺 青椒牛柳 芹菜味干丝 花菜胡萝卜片
三	水蒸蛋 南瓜馒头 豆浆 （无糖豆浆）	酸奶 （无糖酸奶） 坚果15g	小米软饭 清蒸小黄鱼 蘑菇丝炒刀豆 绿豆芽胡萝卜丝	水果黄瓜 1根	肉末茄汁意面 青椒肉丝 清炒油麦菜 冬瓜木耳
四	白煮蛋 花卷 酸奶 （无糖酸奶）	燕麦牛奶	黑米软饭 红烧鸭丁 茭白木耳 蒜泥生菜	柚子2片	荠菜小馄饨 蒜苗肉片 蘑菇大白菜 西葫芦胡萝卜丁
五	鸡蛋饼 豆浆 （无糖豆浆）	红豆汤 （无糖红豆汤） 蒸南瓜	玉米丁米饭 盐水虾 黄豆芽胡萝卜丝 蘑菇毛毛菜	猕猴桃1只	荞麦面 海带排骨 西兰花百合 西葫芦胡萝卜丝
六	白煮蛋 菜包 纯牛奶	酸奶 （无糖酸奶） 玉米胡萝卜粒	小米软饭 洋葱猪肝 蒜泥茼蒿 酸菜豇豆丁	橘子1只	软饭 香菇鸡块 菠菜木耳 黄瓜炒蛋
日	白煮蛋 全麦吐司 酸奶 （无糖酸奶）	纯牛奶 土豆泥	软饭 豆腐汪刺鱼汤 韭芽炒味干 葫芦炒杏鲍菇	梨1只	软饭 红烧大排 蚝油生菜 双色萝卜丝

医学营养治疗适用于所有糖尿病人群。妊娠糖尿病的医学营养治疗目的是使糖尿病孕妇的血糖控制在正常范围内，保证孕妇和胎儿的合理营养

摄入,以减少母婴并发症的发生。推荐膳食中碳水化合物供能占总能量的50%～60%为宜。利用血糖生成指数(GI)选择食物,多选择豆类及其制品,注意选择蔬菜;不吃长时间高温煮的稠粥、松软的发酵面包和点心,不选择黏性大的食物,如黏玉米、糯米等糊化程度高的食物;利用低 GI 的豆类,合理搭配大米、绿豆或红豆饭并巧妙添加膳食纤维和酸度,如配制酸奶、荞麦、西红柿等。

(三)专科专用菜单食谱编制与分析

在提高住院患者膳食满意度的过程中,需关注患者开放性膳食相关问题,专科患者饮食需求不尽相同,为患者提供更贴心的膳食服务,可推出专科患者专用菜单,例如老年病科菜单(见表9-5)。

表 9-5　老年病科菜单

三餐		菜单				
早餐	主食	白粥 小米粥 杂粮粥	花卷 刀切 南瓜馒头 玉米馒头 红糖馒头	菜包 肉包 豆沙包	烧卖 蒸饺 鸡蛋饼 咸菜饼	油条 麻球
	杂粮	玉米	番薯	南瓜	山药	土豆
	蛋/奶及 豆制品	鸡蛋 水蒸蛋 茶叶蛋	鲜奶 酸奶 风味酸奶	豆浆 豆腐脑	咸鸭蛋	
	蔬菜	炒黄瓜	炒包心菜	炒莴笋丝	炒双色萝卜丝	
	水果	苹果	香蕉	小番茄	水果黄瓜	
中餐/ 晚餐	谷/薯类	米饭 杂粮饭 蒸五谷杂粮	酸辣土豆丝 葱油土豆片	大排面 三鲜面 青菜肉丝面		
	蔬菜类	青菜木耳 清炒毛毛菜 蒜泥菠菜/ 油麦菜/ 红苋菜	西兰花木耳 百合芦笋 白灼秋葵 莴笋山药	红烧冬瓜 红烧萝卜 笋干冬瓜 虾皮南瓜	鱼香茄子 炒素三丝 野生菌煲	

续表

三餐	菜单					
中餐/晚餐	动物性食品	红烧鳊鱼 葱油鲈鱼 清蒸鳜鱼 鲫鱼川汤 红烧小黄鱼 番茄黑鱼片	酸菜鱼 黑鱼汤 红烧泥鳅 清蒸黄鳝 鱼头浓汤煲	豉油虾 五彩虾仁 清蒸甲鱼 蛏子炖豆腐 蒜蓉粉丝鲍鱼	白切鸡 生炒子鸡 杭州卤鸭 花生烧鸭快 老鸭笋干汤 虫草乌鸡汤	鸽子汤 红烧肉 仔排汤 咸肉猪蹄煲 萝卜炖牛腩
	奶制品	鲜奶	酸奶	风味酸奶		
	豆类及坚果	毛豆蒸肉饼	韭菜黄豆芽	红烧豆腐	香干肉丝	

老年病科菜单的编制应遵循老年人膳食特点。膳食指导原则为：①食物多样、合理搭配，达到平衡膳食要求；②谷类为主，粗细搭配；③适量鱼虾和禽肉、畜肉及蛋类食物摄入，保证优质蛋白质供应；④适量摄入奶类、豆制品，每天应保证摄入250～300g鲜牛奶或相当量的豆制品（如豆浆、豆腐、豆腐干等）；④保证果蔬摄入，多吃深色蔬菜；⑤控制油脂食用量，维持脂肪酸的良好比例，减少动物性油脂的摄入，平均每日植物油食用量应在20～25g；⑥保持低盐饮食；⑦主动足量饮水，以白开水为主。

第十章

特色创新服务

医院膳食服务不应局限于满足医院各类就餐人群日常就餐需求,也应该丰富职工及患者的日常生活,给予其更多的人文关怀。医院膳食服务应遵循以人为本的理念,向就餐者传递人文关怀,拉近彼此距离,使就餐者感受膳食文化魅力,使医院膳食文化成为医院人文文化建设的重要组成部分。

在确保食品质量与安全的前提下,膳食部门可通过各类主题活动作为媒介传递医院膳食文化理念。例如,从节日着手,营造独具医院特色的膳食文化品牌,可在元宵节、端午节、中秋节等传统节日和医师节、护士节等医院特色节日,举办特色活动;或创办具有医院膳食及时代特色的美食主题活动,如美食嘉年华、美食分享会、龙虾烧烤节、世界杯狂欢美食节等主题美食节。在丰富职工及患者生活的同时,能有效促进各科室之间的交流,加强膳食部门及医院餐厅工作人员与就餐人员的相互了解。

各类特色美食活动的举办,是膳食部门及餐厅全体员工对医务工作者繁忙日程的慰劳与调剂。在辛勤付出的同时,作为后勤保障的膳食部门工作人员也能收获满足,收获经验,收获参与活动各科室职工的支持与理解,促进日后的工作交流。

第一节　节日医院膳食文化

膳食部门可在元宵节、清明节、端午节、中秋节等中华传统节日及医师节、护士节等医院特色节日举办特色美食活动。

一、传统节日

(一)元宵节

为了迎接新年的第一个传统节日,为全院职工及住院患者营造团圆喜庆的新春氛围,膳食部门通过组织职工包汤圆、吃汤圆、猜灯谜等活动,"闹"出元宵的红火,送出新春的福利。职工餐厅邀请就餐职工参与猜灯谜活动、亲手制作元宵;营养餐厅在元宵节当日为住院患者送上汤圆、水果,传递祝福,祝愿早日康复。

(二)清明节

江南人把春天第一次吃青团,叫"尝春"。在清明这个交织哀思与生机的节日,素有制青团、食青团的习俗。医院餐厅往往在清明时节自制手工艾叶青团进行售卖,如传统的雪菜香干青团、豆沙青团,或时下流行的咸蛋黄肉松青团,以满足职工的多样口味与选择。餐厅也可趁春季这个时鲜丰富的时节,推出"春季美食周"活动,使职工与患者均能品尝到时令春季菜品,传递春天的生机与活力。

(三)端午节

插菖蒲艾叶、挂香囊、佩手环、食粽子等是端午节的传统习俗。端午节医院餐厅为就餐职工及住院患者发放香囊、菖蒲艾叶花束、粽子等节日礼物。膳食部门还可根据医院实际情况,联合医院中药房为职工开授中草药香囊制作课程,现场活动不仅营造了浓厚的节日氛围,还可增进职工与膳食部门的交流。除了时令粽子,餐厅此时亦宜推出绿豆糕、咸鸭蛋等时令特色菜品丰富职工及患者的就餐选择。

（四）中秋节

中秋节到来的团圆之际,医院餐厅可从月饼款式、口味、包装、文案、装饰等多方面大展手脚。餐厅自制月饼礼盒是职工赠亲友送朋友的必备好礼。团圆之际,餐厅的温馨装饰也能使就餐者有不同往常的体验。此时正是秋收季节,五谷丰登,瓜果满架,食材丰富,膳食部门可应季举办"秋季美食周",适时推出秋季时令养生菜品,丰富职工及患者就餐选择。

（五）除　夕

除夕前一个月,医院餐厅开始有了年的味道。"令节清晨煮粥忙,炊烟风散万家香",腊八节一早热乎的腊八粥将被送到全院每一位就餐人员手上,喝一口,温热的粥体可以拂去一身寒意。小雪过后,"冬腊风腌,蓄以御冬",厨师们开始忙活准备年货:秘制酱鸭、腊肠、青鱼干、酱肉等腊味食品。医院餐厅将天台作为天然晒场,此时腊味礼盒就要登场了。春节期间,医院餐厅精心制定春节免费餐菜单,为留守医院一线的职工提供新春免费餐,以慰劳职工一年以来的辛勤付出。整整一个月不间断的年味,为留守医院远离家乡的职工带来家的味道,充分体现了膳食部门以人为本,将职工视作家人的膳食文化理念。

二、医院专属节日

5月12日护士节与8月19日医师节,是医院独有的节日。每年的这两个日子,笔者所在医院餐厅常常与护理部、医务部合作,推出各类特色活动,如线上餐厅推出特定身份满减活动、夜宵套餐、免费节日限定套餐。使医护人员在繁忙的工作日常中,感受到专属节日的氛围,体会到来自医院膳食部门的关怀。

三、社会热点和季节性节日

医院后勤逐步走向社会化改革,作为后勤保障重要组成之一的医院膳食部门更要掌握社会热点,紧跟潮流。笔者所在医院膳食部门,在2018年俄罗斯世界杯期间,为本院球迷搭建大屏观赛场所,同时在餐厅准备烧烤、啤酒、小龙虾三件套,搭配球场上激烈的角逐,医院餐厅观赛成了院内球迷的独特回忆。

除了春季与秋季美食周,医院餐厅也可在夏季、冬季时节推出限定时令特色菜,如夏季小龙虾烧烤节,让全院职工足不出院,即可实现小龙虾、烧烤自由。冬季则可推出羊肉滋补煲、牛肉小火锅等汤煲类菜品,在满足口腹之欲的同时,融入养生进补的元素。

四、美食嘉年华活动

膳食部门应根据医院特色,营造自有品牌,提升膳食文化"软实力"。

笔者所在医院餐厅将每年 5 月 17 日(谐音"我要吃"),定为"美食嘉年华活动日"。该活动呈现的是医院职工在院内畅吃畅玩的仪式感,同时传承了膳食部门想要向全院就餐人员传达的"膳待家人"服务理念。此活动在各医院后勤同行中可复制可推广,"美食嘉年华"策划方案见附件 3。

第二节　医院膳食品牌建设

一、膳食文化品牌建设

如今医院膳食文化已成为医院人文文化建设的重要组成部分。为营造独具医院特色的膳食文化品牌,在与其他医院膳食文化交流的同时,膳食部门应主动对外传递与传播医院特色膳食文化,在宣传交流的过程中加强不同膳食文化之间的相互理解,学习并适当融合双方优秀的、有共性的膳食文化,使膳食文化也能作为医院对外宣传的特色文化窗口。

(一)膳食视觉设计

医院膳食文化品牌的建设离不开膳食视觉形象的推广与宣传。膳食视觉形象是指医院膳食文化品牌在医院职工、患者及社会公众心中所呈现的形象及个性特征。它体现着社会公众特别是医院职工及患者对医院膳食品牌的评价与认知,凝练的是膳食品牌的核心价值。膳食品牌形象是一个综合的概念,品牌与形象不可分割、切忌单一而论。其中,膳食形象是品牌表现出来的特征,反映了品牌的实力与本质。它是受社会公众特别是医院职工及患者的主观感受、情感共鸣、感知背景的影响。

医院特色膳食品牌形象塑造是一项长期而艰巨的任务,是一项需要长远布局的长期战略。对于医院膳食品牌建设来说,品牌形象采用聚焦的方式,通过一定的技巧,多方位地用心塑造,把医院膳食品牌基因展示最大化,用来迎合职工及患者口味、服务需求等不断变化的需求。

膳食形象设计通常基于以下三点。

1. 辨认体系塑造

称号、标记、商标等是医院职工、患者及社会公众视野上对医院膳食品牌产生的最直观感触。如果就餐者一开始就被辨认体系吸引,那么对医院膳食品牌的认可就有了好的开端,直至对于医院整体形象的塑造产生积极影响。辨认体系要鲜明、有个性,既要与医院膳食品牌密不可分,又要使医院就餐者产生丰富的想象。

2. 品质塑造

作为保障全院职工及患者提供餐食的医院餐厅,最重要的就是注重菜品的品质及口味,因为它不只关系到职工及患者的直接感官体验及人身安全健康,更关系到其对医院膳食品牌乃至医院整体的评价。医院餐厅从原料的采购、运输、储存、制作都要有严格程序把控,同时菜品的制造环境、设施设备等一系列流程要素也要严格把控,把制作流程做到细分化,专人做专事,让就餐者的信赖更加忠实。这就要求医院餐厅在菜品制作过程中,严格遵照标准化、专业化、细分化的膳食部门作业流程,严控每一道工序,确保菜品制作全流程合乎规范、安全卫生。

3. 服务塑造

如今医院膳食服务已成为整个医院长久经营不可或缺的部分。在各医院餐厅常规膳食服务日益同质化的今日,医院餐厅应寻求从膳食服务质量上找到提高就餐职工及患者满意度的突破口。在保障菜品质量的前提下,为就餐者提供优质、如流水般的服务。要塑造良好的膳食服务形象,就要时刻保持"就餐者第一,就餐者至上"的医院餐厅运营理念,时时刻刻以职工及患者的满意度作为权衡膳食服务质量的标准。在菜品品质良好的前提下,就餐职工及患者只要接收并认可医院餐厅的膳食服务,就会变得忠实,从而直接提高医院膳食文化品牌溢价,达到锦上添花的效果。

通过医院膳食品牌形象的塑造,延长新时代医院餐厅成熟期的长度和深度,可以更好地让医院餐厅乃至医院整体的运营更为长久稳固。

以笔者所在医院为例,膳食部门秉持"膳待家人"的服务理念,以员工需求为核心,通过信息技术和智慧化手段探索新时期医院膳食服务模式,致力于将员工从传统的就餐模式中充分解放出来,探索新时期医院膳食的智慧餐饮服务模式。

(二)膳食文化品牌建设

1. 服务医院职工与患者

在提供日常膳食服务的基础上,医院膳食部门还应顺应各色节日,举办特色膳食文化活动,以便更好地服务医院职工及患者,同时弘扬医院膳食文化品牌,使医院特色膳食服务理念深入人心。医院膳食部门应将医院职工及患者视为家人,设身处地地从职工及患者的角度考虑问题,在职责范围内尽力为其提供无微不至、暖心周到的膳食服务,使职工及患者感受到真正如家般的温暖,有助于提高医院膳食文化形象,提升职工及患者满意度,同时也有助于医院整体形象及满意度的提升。这便是医院膳食文化品牌建设的重要意义之一。

2. 服务餐厅员工

在为医院职工、患者等就餐者提供贴心周到的膳食服务之余,医院膳食部门应深刻意识到,作为医院膳食部门工作人员的一分子及重要功能服务提供者,餐厅员工犹如医院餐厅作为后勤职能科室的零部件,缺一不可。对于餐厅员工的膳食文化品牌建设,显得尤为重要,这同样也是膳食文化品牌建设的意义所在。

为营造膳食文化品牌,医院膳食部门可通过举办厨师沙龙等创意活动,并设置嘉奖制度激励优胜厨师,同时邀请医院职工及院领导现场观摩并参与评分。此类活动的举办可提升餐厅员工工作积极性,鼓励厨师之间相互切磋,提升厨艺技能,并为大厨们提供了一个公开展示厨艺、交流烹饪心得的平台。分享烹饪技巧、展示厨艺也增进了医院职工对于餐厅工作的了解与支持,促进了各科室之间的交流。此外,膳食部门应从大处着眼、小处着手,定期为餐厅安排健康体检。餐厅员工生日会的定期举办,能有效提升其幸福感与归属感。团队年终大会、春游等集体活动的召开,不仅有利于凝聚力和集体荣誉感的提升,更是提高餐厅员工成就感,利于日后工作更为顺利地开展。

二、衍生品牌

(一)咖啡馆、甜品屋膳食服务

有条件的医院膳食部门可通过咖啡馆、甜品屋等建设,有效推动膳食文化品牌建设,为职工及患者提供更多膳食选择,满足不同口味需求,提升职工及患者就餐满意度。咖啡馆、甜品屋配置独立操作间和售卖档口,引入各式咖啡饮品、西点面包等流行产品,同时承接蛋糕定制、提供医院会议茶歇等服务,不仅满足了职工及患者日常所需,而且能增加职工及患者就餐幸福感。同时,咖啡馆、甜品屋贴心地为医院职工提供免费配送到诊间的服务,极大地为医院职工提供了便利,节约了时间,方便其可以在繁忙的工作间隙随时享用到甜品饮品。

(二)咖啡、甜品周边

咖啡馆、甜品屋可通过咖啡、甜品、轻食等的周边设计,向医院职工与患者宣传膳食文化品牌。咖啡馆、甜品屋周边设计应与医院整体形象相匹配,可结合医院特定节日及活动定制专属节日联名款周边,如周年庆咖啡杯、咖啡豆、钥匙链等品牌产品。咖啡、甜品等周边活动的推出为医院职工提供了不亚于社会餐饮的体验与趣味性,同时有助于医院整体形象的宣传与提升。

(三)知识产权保护

为保护医院自主知识产权及日后品牌文化周边的顺利生产及推广,膳食部门应及时为咖啡馆及甜品屋品牌申请商标注册。咖啡馆及甜品屋品牌形象的创立及建设,为医院膳食文化品牌建设增添了浓墨重彩的一笔,不仅能够提高医院职工及患者膳食满意度,而且通过膳食文化品牌传播的积极导向作用,提升医院影响力和美誉度,成为院线咖啡馆及甜品屋建设的标杆。

第三节 活动策划要点与案例分享

一、活动策划要点

为进一步丰富医院健康饮食文化,提升餐饮服务保障质量,充实职工业余生活,营造"快乐工作、健康美食"的和谐氛围,更好地推进医院文化建设,开展膳食特色活动,可为医院膳食文化品牌直至医院整体文化的塑造与传播带来积极影响,能进一步提升医院的知名度与影响力,为医院的发展注入活力与强大的精神动力。医院美食活动作为餐厅及医院整体形象及重要的文化活动之一,理应得到重视。

美食嘉年华等膳食特色活动的举办旨在通过美食的分享与品鉴以及文化主题活动的开展,为职工及患者营造一种健康向上、欢乐轻松、意义非凡的医院膳食文化氛围,同时医院美食节的定位,需使其成为医院膳食文化品牌的标志与象征,展示医院的精神风貌,扩大医院影响力,打造高品位、有特色的医院美食节文化名片。非营利性质的医院美食节是展示膳食文化品牌发展的一张医院宣传名片,是对传统及现代美食文化的融合、传承与发扬。

举办美食嘉年华等膳食特色活动,应首先明确活动宗旨及主题,贯彻医院及政府相关精神,要使膳食部门能够通过美食节的举办,向全院职工及患者宣传正确的文化价值导向。其次,运作模式、具体活动内容、宣传形式等的标准确立是美食节长久开展的重要保障。

二、活动案例分享

浙大一院笔者所在医院膳食部门自创立"5·17美食嘉年华"品牌以来,迄今已举办五届美食嘉年华活动,倡导"节约粮食""垃圾分类""相约亚运"等风尚主题,邀请四川大学华西医院、东阳市人民医院、宁波市北仑人民医院等合作医院的膳食部门,进行技术交流。通过与医院宣传中心的合作,推出与特色医院膳食文化活动相关的报道,获得良好积极的社会评价。浙大一院美食嘉年华的举办,通过特色膳食文化品牌传播的积极导向作用,提高了职工凝聚力与归属感,为满意度的提升带来正面影响,同时有效地提升医院影响力和美誉度。

第五届美食嘉年华策划方案详见附件3。

第五篇

未来篇

第十一章

医院膳食未来与展望

第一节　医院膳食部门面临的机遇与挑战

随着时代的变迁，人们的饮食口味也悄然发生着变化。纪录片《舌尖上的中国》中有这么一句话："饮食的千变万化，或许是源自生活的一成不变。"生活的一成不变不会阻止人们对于千变万化的追求，而饮食就是这千变万化的切入口。

社会餐饮对美食的开发，大大增加了人们对于更美味、更丰富饮食的向往，也大大丰富了各类食品调味料甚至是预制菜的开发与使用。社会餐饮地域风味、主打菜品、制作方式甚至是营销手段迭代速度快，随之而来的是消费者们热衷于追逐各类网红餐厅，对新鲜感的追求成为时下消费者选择餐饮的一大原因。而与之矛盾的是，医院作为事业单位对于各种物资的采购有严格的程序，这导致了医院膳食口味或许跟不上潮流的步伐，菜品的口味及种类成为医院职工甚至是病患及家属诟病的原因之一。因此，如何在有限的条件下，改善菜品口味，提升膳食服务质量，做到与社会餐饮并驾齐驱，对于医院膳食团队是个不小的挑战。

而对于一些基层医院，膳食部门长期以来在医院内部都属于"边缘科室"，将膳食部门等同于医院餐厅，有的医院甚至没有膳食部门，由营养科对餐厅进行管理。在这种情况下,医院膳食没有充分发挥其在疾病治疗、康复、慢病管理等方面应有的作用。

医院膳食服务的群体中往往是老、幼、孕及免疫低下的特殊人群,因此食品安全问题永远是重中之重。如何避免食品安全风险、减少农副产品中夹带的虫子等异物,是医院膳食的挑战之一。同时,随着医疗体系的健全,饮食医嘱种类由原先的仅几种发展到现在的一百多种,对于配送餐人员职业素养和医院膳食团队的整体素质均越来越高。

在物质生活极为丰富的今天,公众健康问题日益凸显,与饮食、生活方式相关的慢性病的发病率迅速上升。医院膳食除了应做好院内病患膳食管理外,更应与营养科一同肩负起对慢病高危人群及患病人群进行营养教育的责任,从源头改变其膳食结构及生活方式。由此使患者完成从院内到院外进行营养状况调理的转变,对超重、肥胖、高血压、高血脂、糖尿病、脂肪肝、高尿酸、痛风、心脑血管疾病、部分肿瘤、胆囊炎、胆石症等疾病能降低其发病率,降低药物使用率,降低并发症发生率、致残率和死亡率,同时有助于国民素质的提升,从而起到药物不可替代的防治作用。

从公益层面,医院膳食可协同营养科在门诊、病房和社区等地点对门诊及住院患者、社区慢性疾病患者和某些高危人群以及为预防营养性疾病发生的健康人群进行营养宣教,纠正不良膳食行为,建立健康的生活方式。

第二节　医院膳食管理的展望

医院膳食保障是医院后勤服务运转体系中不可或缺的一环。传统餐厅大部分工作由人工完成。随着医院职工和患者数量的增多以及医院的高速发展,迫切需要借助智能化软硬件辅助甚至替代部分人工工作内容。因此,需要运用大数据、云计算、物联网等移动互联技术实现智慧膳食服务与智能管理,深度开拓膳食服务体系,用互联网思维打造未来医院餐厅。

一、餐厅的智能化建设

(一)信息化改革安全管理

医院作为特殊的公共场所,存在人员密集、人流量大等特点,这种复杂的环境给人员出入管理带来了很多不确定性。而餐厅作为开放性场所应具备基础的防范措施,需对人员的进出特别是餐厅内场的出入进行控制。因此,利用信息化手段进行人员流动控制具有战略性意义。

在职工餐厅门口设置高分辨率摄像头搭载生物识别技术并配备闸机可对人群进行有效分流,避免非本院职工进入餐厅就餐,同时也可通过识别医护人员工作服 RFID 芯片对穿戴污染区衣物进入餐厅的人员进行智能过滤和提醒。

在餐厅内场出入口设置信息化门禁系统可最大限度地防止无关人员误闯,并对跟随进入人员进行记录和预警。利用人脸识别进行出入管理同时设置电子系统开关门,可避免餐厅员工手部接触开关按钮及门把手,实现手卫生要求,避免交叉污染。另外,可针对不同班组人员设置不同门禁权限,做到分级分权分区域。进出门时间同时也可作为考勤依据,实现员工的无感考勤。

(二)互联应用场景

目前,非接触式 IC 卡仍是餐厅就餐卡的主流。随着时代的发展,每个人手上的 IC 卡数量是越来越多,同时由于医院工作的特殊性,卡片容易沾染灰尘、油渍、病菌等,又普遍容易弯折、丢失,不方便随身携带。这些问题都会给医护人员就餐支付造成不便。

依靠人脸识别技术,通过刷脸的方式替代传统的刷卡支付,可以避免卡片忘带、消磁等问题,同时可提高识别速度,缩短排队时间,提高就餐效率。另外,线上电子钱包结合移动支付平台可以在电子钱包余额不足的情况下,自动转移为扣除移动支付平台内的余额,避免金额不足导致的充值等待时间及重复刷卡等操作,真正做到无感支付。

增加移动端自主点餐和桌面二维码点餐可做到免排队,提前完成点单操作。在点单支付的同时,餐厅内场工作人员可同时进行配餐、打包操作,缩短从支付到取餐的时间,减少的等待人数。

(三)大数据精准运营管理

依托 AI 智能识别系统、闸机技术系统等大数据分析平台,可视化观测餐厅运营情况,包括菜品售卖信息、人流量、档口情况、用餐区人员情况、菜品销售排行等信息监测,有助于膳食管理人员实时了解就餐率、就餐人次、消费状况、菜品销售排名等信息,同步整合历史数据分析及时联动后厨控制菜肴出品速度,做到人到有菜、精准控量。

同时,通过大数据精准运营管理,向内可做到菜品种类管理和留样管理,到点提醒相关工作人员完成留样,确保当天出品菜肴应留尽留。建立"食客—餐厅—菜品—消费"之间的强关联,为食品安全追溯和保障职工及患者营养健康提供数据基础。

另外,大数据分析平台的应用,能使采购、库存实现数字量化,可与烹饪、售卖实现数字化连通,派菜后能自动分解 BOM,汇总物料需求,生产采购需求单,使餐厅采购更高效。根据菜品预估供应量、预测销量、预订单量等数据,结合菜品成本,系统还可自动计算要货食材、要货量、要货日期等。系统也可依托互联网大数据,对供应商资质信息及市监局抽查等情况进行预警,系统性降低食品安全风险。

对于管理层面,餐厅管理者可依托大数据分析对餐厅整体交易情况、喜好排行、支付方式排行等情况进行监测,从而对菜品、菜价等进行及时调整。基于人脸识别、物体识别、人形检测、语音识别等 AI 技术能力,对工作人员健康管理等日常后勤工作进行智能化监管,实现精准对内管理,发现问题并及时进行流程化处理。

(四)档案式健康管理

菜品营养标签指的是定量菜品依照食物成分表计算得到菜谱营养状况,菜品在对外售卖的同时向公众展示其营养成分信息标签,方便就餐人员选择。

通过联动职工或患者体检数据,依照饮食医嘱、营养元素分析及 BMI 建立营养健康档案,在点餐时系统即可根据当日菜谱及食客的营养健康档案,向其自动建议菜品搭配及相应的分量。结合每餐营养摄入值进行短期或长期对比分析,指导就餐人员合理膳食,给予健康建议。患者及其家属在完成点餐操作后可将点餐信息同步至管床护士及医生终端,医护人员可实时了解病区患者的就餐信息,及时作出饮食方案的修改或指导。

（五）概念餐厅建设

民以食为天,一日三餐蕴含了人生滋味。当吃饭成为一种时尚,变成一种享受一种追求的时候,那么就能吃得"爽"。而未来,人们要想吃得"爽",不仅要吃出时尚、吃出品位,还要吃出艺术、吃出文化、吃出科技。就餐人员的心理活动千变万化,难以把握。个性化、多样化的饮食消费潮流,需融入更浓厚的膳食文化品位和个性,来提高餐厅的精神功能和文化品位。随着"互联网＋"技术的不断发展和推广,美食的场景革命也随着科技发生变化。吃饭对于大多数人们来说已经不仅仅是为了满足口腹之欲,更多的是注重用餐的体验感。在未来,更炫酷的科技运用在餐厅中,如失重餐厅、无人餐厅、机器人餐厅、AI餐厅、打印餐厅等曾经只在科幻电影存在的餐厅,也会越来越寻常。科技化、智能化、趣味化的餐厅将成为新的就餐潮流。

二、餐厅的食品安全管控措施

医院餐厅作为特殊的餐饮单位,服务广大医护职工、患者及其家属,其食品安全关系到医患的身心健康和医疗工作的持续稳定。于是,用科学高效的管理方式进行食品安全管理是膳食部门亘古不变的目标。

（一）上游供应链的自有化

在条件允许的情况下,自建种植基地可能是确保食材安全、新鲜的终极方案。自有农场可以做到从种子选择、土壤优化、营养液配制、光照水分控制到采摘进行标准化作业及全方位监控与记录,从源头环节把控食材品质,打通上下游产业链,保证食材新鲜、安全、无污染。

同时,考虑无土化蔬菜培育,可能是降低食材异物率的一把利剑。利用人工培养液替代传统土壤在特定光照密闭环境下进行种植,可最大限度避免病虫害的侵袭及重金属的污染,确保食材不会夹带如爬虫、石子、砂砾等异物。

另外,把控全产业链使得食材从农场到餐桌可以做到全流程可追溯,让就餐人员通过手机扫一扫就可以知道食材从生产到加工的全过程。真正做到实时可监控,事后可追溯。

(二)建立 HACCP 体系

HACCP(危害分析与关键控制点)体系是国际上共同认可和接受的食品安全保证体系,主要是对食品中微生物、化学和物理危害进行安全控制。在食品生产领域,HACCP 体系能够有效保障食品的安全和卫生,是科学、实用和易于推广的管理办法。医院膳食部门可以参照借鉴该方法对食品生产加工全流程进行有效的控制和管理。

HACCP 原则即危害分析与关键控制点系统的原则,是以科学为基础,通过系统研究,确定具体的危害及其控制措施,以保证食品的安全性。HACCP 体系着眼于预防而不是依靠最终产品的检验来保证食品的安全。

HACCP 是预防性的食品安全保证体系,但它不是一个孤立的体系,必须建立在良好操作规范(GMP)和卫生标准操作程序(SSOP)的基础之上。每个 HACCP 计划都反映了某种食品加工方法的专一特性,其重点在于预防,即从设计上防止危害进入食品。HACCP 不是零风险体系,但 HACCP 的应用能使食品生产最大限度趋近于"零缺陷"。该体系可用于减少食品安全危害导致的风险。

综上所述,在基础卫生设施好,管理制度相对完善的医院膳食部门利用 HACCP 体系进行分析,是具备可行性的。以预防食物中毒为中心,在完善了工艺流程图(或称加工流程图)后,重点分析制作过程中可能存在的物理性、生物性及化学性危害因素。根据危害分析确定关键控制点及相应干预措施,制定 HACCP 计划表。依照 HACCP 计划表对医疗机构食堂的食品卫生进行管理。

HACCP 管理可以使医院餐厅卫生管理全员化、全程化、科学化、制度化,提高餐厅卫生管理水平,有效预防食源性疾病的发生,真正做到预防为主。

由于当前大多数医院餐厅的生产过程是人工化为主的而非机械化的,其评价标准也较为主观,在 HACCP 实际应用的过程中难免会显得比较繁琐。同时,餐厅从业人员流动性大,对 HACCP 知识的普及、贯彻与落实带来一定的困难。

医院膳食部门建立起完善完整的 HACCP 体系是具有一定的难度,而且卫生单位的监督管理也较为困难,这就对医院餐厅在应用 HACCP 体系进行管理提出了要求,要更加清晰地了解其精髓和主要内容,并且能够通过核心内容的分析,更加灵活地运用 HACCP 的危害分析和关键控制点的分析思想,简化传统餐厅管理中的复杂模式,提高科学化管理水平。

三、餐厅的管理模式革新

(一)餐厅的管理模式革新

1. 餐饮业劳动力现状

餐饮业属于劳动密集型服务行业。与我国普遍的就业难相比,很多餐饮企业却一直存在用工荒的现象。据行业内粗算,我国餐饮企业每年员工流失率高达 15%～40%,大大超过其他行业 5%～10% 的正常范围。员工的高流动率使员工团队缺乏稳定性,对工作的稳定性及餐饮的发展造成不良影响,势必导致餐饮服务品质下降、用工成本上升等潜在问题。

2. 医院餐厅劳动力流失的主要原因

医院膳食部门普遍缺乏健全完善的人力资源管理体系,使员工的高流动率成为普遍现象。管理部门缺乏足够的人力资源管理意识,在员工培训及员工福利等方面有所欠缺。同时在管理过程中,管理人员通常会更多地强调员工需要付出,使得管理层与一线员工之间缺乏向心力与凝聚力。

餐厅员工的薪酬福利等因素也会影响员工的个人发展与选择,成为员工大量流失的主要因素之一。目前,我国劳动成本上升迅速,餐饮业出现供不应求的用工局面,薪酬福利缺乏竞争力可导致员工流向收入更高的制造业等劳动密集型企业。

同时,餐饮业员工普遍存在工作时间长、劳动强度大等问题。对医院餐厅员工来说,加班加点是常态。长时间的工作加上一般每周只有一天轮休的情况下,员工可能会产生抵触心理。而且作为服务行业,一旦在工作过程中餐厅员工与施职工、患者及其家属发生争论,管理人员往往会将责任归咎于员工,给予员工较大的精神压力。

此外,缺乏适当的奖励机制可能是餐厅劳动力流失的原因之一。在员工为职工、患者及其家属提供优质服务时，缺少相应的物质和精神奖励，令其工作积极性降低。反之，如果工作中出现纰漏或与就餐人员出现争论会招致严厉的批评。这种倾斜式的奖惩制度会导致"劣币驱逐良币"，促使优秀的员工离职。

3. 管理模式的革新

薪酬福利水平低是餐厅员工流失的重要原因。因此建立合理、完善的薪酬福利制度是后续提升餐厅员工留存率的重要保障之一。同时，公平合理的加班奖励制度和必要的休假制度可以更好地体现出对员工的尊重和认可。

良好的激励机制可以充分调动员工的工作热情和积极性，激励措施应将物质与精神相结合，理性与情感相结合。为工作表现优秀的员工提供合理的物质奖励和晋级、培训的机会，以及通过对其工作成绩认可和生活情感关怀等一系列长效多种形式的激励措施，能够逐步降低员工流失率。

为了降低员工的职业不稳定感，膳食管理人员应以指导员工职业生涯规划为基础，建立相应的培训制度。将餐厅乃至医院的发展与员工的实际需求相结合，为他们规划与本人情况相符的职业规划。这就要求膳食管理人员不断增加培训方面的投入，让员工参加多种多样的技能与文化培训，助力其职业技能发展与对自身职业规划的认知。此外，要结合培训计划制定出公平的晋升模式。自此，员工在和谐健康的工作氛围中能够实现其自身理想，不仅能有效降低人员流失，而且为医院餐厅未来发展储备了大量德才兼备的忠诚员工。

（二）医疗机构餐饮的委托管理

医院餐厅通常属于作为医院下属的餐厅，与社会上的餐厅在运营模式、菜品选择上有着很大的不同。

首先，医院餐厅通常需要区分职工餐厅与患者及其家属餐厅。医院职工因排班紧凑，经常需要轮班去吃饭。就餐时间受限及不规律，使得职工餐厅需要做到多档口少排队、餐厅长时间运营、餐食以美味快捷为主。而作为患者及其家属，在膳食方面相对比较特殊，膳食部门需与营养科合作，根据病情制定菜谱。患者饮食的形式从流质、半流质、软食到普通膳食不等，针对患者的特殊状况又可分为低盐、低脂、糖尿、低嘌呤等特殊治疗饮食。故通常情况下,患者膳食的烹饪会对油、盐、酱、醋等调味料的使用作出限制,以提供更多符合患者饮食需求的餐食,菜品以热食、少油炸、清淡、营养均衡为宜。

其次,在医院餐厅购买或就餐过程中,就餐人员用餐时会面临脱下口罩、穿脱工作服、病号服等,会大大增加感染风险。为了减少交叉感染风险,区分患者及职工就餐餐厅或区域可以最大限度地避免医护与患者之间的交叉感染。同时,应在病房做好宣教引导工作,对于有传染性疾病的患者或免疫力低下的人群应避免外出就餐或购买盒饭,由家属代为购买或在病房内订餐。

另外,医院餐厅的膳食服务在追求食物的口感与美味的同时,更应确保餐食的食品安全。这不仅涉及医护人员、患者及其家属的身体健康,更是医院社会公众形象的体现。

因此,普通社会餐饮公司对于医院餐饮的管理可能在手段及认知上有偏差,存在经验不足问题。为规范医院餐厅管理,确保患者和家属能够吃到安全放心、营养优质、价格合理的膳食,享受到规范、优质的餐饮服务,大型医疗机构食堂可开拓对外托管食堂的服务,实现对中小型医疗机构食堂的商业化托管。中小型医疗机构特别是承包制食堂或食堂管理不到位的医疗单位,可考虑与大型医疗机构合作实现利益共享,社会价值双赢。

(三)医疗机构餐饮行业协会的建立

医院餐厅膳食服务与社会餐厅相比差异性较大。对于一般医院餐厅来说,可能无法从社会餐饮中学习并借鉴固有的管理办法与经验。因此,成立医疗机构餐饮行业协会,相互学习、借鉴经验是医疗机构餐饮发展与突破的另一条途径。

医疗机构餐饮行业协会的成立能够促进各个医疗单位与组织之间的交流,推动经验分享。同时,也是联通医疗组织与政府职能部门的桥梁,向政府传达医疗组织单位的共同要求,同时协助政府制定和实施医疗机构餐饮行业发展规划、产业政策、行政法规和有关法律,制定并执行行规、行约和各类标准,协调本行业企业之间的经营行为。

从研究交流的角度来说,医疗机构餐饮行业协会可以开展对国内外行业发展情况的基础调查,对本行业的基本情况进行统计、分析,研究本行业面临的问题,提出建议、出版刊物以供单位组织和政府参考。

同时,医疗机构餐饮行业协会也是餐饮类信息咨询及上下游资源的交汇点,做到资源的整合与优化。从供应商信息、服务商信息到人力资源信息,都可以通过医疗机构餐饮行业协会更便捷地传导到各医疗单位组织。

医疗机构餐饮行业协会的成立将更进一步地推进整个医疗机构餐饮行业的规范化、信息化、标准化的实行,推动整个行业乃至医院的发展与进步。

附件1：员工年度自评、互评考核表

员工年度自评、互评考核表

员工基本信息	姓名		院区		岗位		工号		入职日期	

评价标准	5分：优秀，完美履行岗位职责，各方面起到示范作用	
	4分：合格，令人满意地达到各项工作要求	
	3分：基本合格，基本符合工作要求	
	2分：不合格，需加以改进以达到工作要求	
	1分：不合格，不符合要求或违反规定	

岗位考核评价	考核评价内容	自评	互评
	服从厨师长的安排，班组内部团结合作，其他厨师岗位面临烹饪高峰时，有效给予支持		
	烹饪时，注意个人卫生，所有出品后场作场地清爽整洁，工作前后操作符合食品安全规范		
	根据销售预测，有计划性完成岗位工作，确保档口菜品供应充足。同时不过多出品菜品，造成原材料浪费。无产生岗位上的投诉		
	每周定期检查本岗位设备及用具的维护和保养情况，对需修理或填补用的设备，及时上报厨师长		
	创新菜品款式，不断提升档口品种与品质		
	严格遵守炉灶操作规范，使用人要密切注意炉灶燃烧情况，不得离开，下班关闭水电气		

续表

岗位考核评价	考核评价内容	自评	互评						
	遵守科室规范,不迟到,早退,遵守科室排班,工作时间不窜岗,不闲聊,不离岗,不做与工作无关的事情。严禁将私人物品带入工作岗位,不准岗位上吃食品								
	工作中虚心接受同事和上级主管的建议和意见,并能及时改进。积极参加医院和科室举办的学习,培训及会议								
	服从上级领导指派的临时性工作								
	考核等级(A/B/C)								
本人签名	签名: 年 月 日								

附件 2:膳食科各院区食品安全自查/交叉检查表

膳食科各院区食品安全自查/交叉检查表

巡查院区：　　　　　巡查人员：　　　　　巡查时间：
总得分：

检查项目		检查结果	主要问题	分值	得分
一、安全体系	1.餐饮单位法定代表人（负责人）为食品安全主体责任人	□合格 □整改	①未制定各岗位的食品安全责任; ②从业人员不知道本岗位的食品安全责任; ③中央厨房、集体用餐配送单位总部未设立食品安全管理机构; ④未按规定配备食品安全管理员; ⑤聘用禁聘人员从事食品安全管理工作	2	
	2.食品安全管理制度	□合格 □整改	未建立从业人员健康管理、食品安全自查、食品进货查验记录、原料控制要求、过程控制要求、食品安全事故处置预案、食品安全管理人员和从业人员培训考核、场所及设施设备定期清洗消毒维护校验、食品添加剂使用、餐厨废弃物处置、有害生物防制等制度	5.5	
二、诚信自律	3.食品安全信息公示	□合格 □整改	①食品经营许可证、餐饮服务食品安全等级标识、日常监督检查结果记录表、投诉举报电话等信息未在就餐区醒目位置或餐饮信息平台公示; ②餐厅未向员工公开食品进货来源、供餐单位等信息; ③餐厅从事接触直接入口食品工作从业人员的健康证明未在餐厅醒目位置或餐饮信息平台进行统一公示	1.5	
	4.入网餐饮单位信息公示	□合格 □整改	①未在经营活动主页面公示餐饮服务提供者的食品经营许可证; ②食品经营许可等信息发生变更未更新; ③未在网上公示餐饮服务食品安全等级标识; ④公示的信息不真实	1	
	5.证照情况	□合格 □整改	①超范围经营; ②证照过期; ③经营地址与证照地址不一致; ④伪造、涂改、倒卖、出租、出借、转让食品经营许可证; ⑤自建网站餐饮服务提供者在通信主管部门备案后 30 个工作日内,未向所在地县级市场监督管理部门备案	2.5	
	6.加工行为	□合格 □整改	①加工制作食品过程中使用非食品原料; ②在食品中添加食品添加剂以外的化学物质和其他可能危害人体健康的物质; ③使用回收食品作为原料,再次加工制作食品; ④使用超过保质期的食品、食品添加剂; ⑤使用腐败变质、油脂酸败、霉变生虫、污秽不洁、混有异物、掺假掺杂或者感官性状异常的食品、食品添加剂; ⑥使用被包装材料、容器、运输工具等污染的食品、食品添加剂; ⑦使用无标签的预包装食品、食品添加剂;使用国家为防病等特殊需要明令禁止经营的食品(如织纹螺等); ⑧在餐饮经营过程中以次充好、欺骗消费者	4	

续表

检查项目		检查结果	主要问题	分值	得分
三、质控管理	7.食品安全自查	□合格 □整改	①未开展食品安全制度自查、定期自查和专项自查； ②对自查中发现的问题食品，未存放在加贴醒目、牢固标识的专门区域，避免被误用或采取退货、销毁等处理措施； ③经营条件发生变化，不再符合食品安全要求的，未立即采取整改措施； ④有发生食品安全事故潜在风险的，未立即停止食品生产经营活动，并向所在地市场监督管理部门和主管部门报告； ⑤发现其销售的食品不符合食品安全标准或者有证据证明可能危害人体健康的，未立即停止经营，通知相关生产经营者和消费者，召回已经销售的食品	2.5	
	8.投诉核查和应急处置	□合格 □整改	①接到消费者投诉食品感官性状异常时未进行核实； ②经核实确有异常的未进行及时撤换； ③未告知备餐人员做出相应处理； ④未对有食品安全风险的同类食品进行检查，消除隐患； ⑤未开展食品安全事故应急处置培训； ⑥主要管理人员不了解食品安全事故应急处置程序	3	
	9.检验检测	□合格 □整改	①中央厨房、集体用餐配送单位和内部配送中心未制定检验检测计划； ②中央厨房、集体用餐配送单位和内部配送中心未定期对大宗食品原料、加工制作等进行检验检测	1	
四、人员管理	10.培训考核	□合格 □整改	①食品安全管理员未参加培训或不具备食品安全管理能力； ②员工未经食品安全培训考核直接上岗； ③餐厅每半年未对其员工进行一次食品安全培训考核； ④餐厅检验检测人员未经过培训	2	
	11.健康检查	□合格 □整改	食品安全管理人员每天未对员工开展上岗前的健康状况检查，做好记录	1	
	12.人员卫生	□合格 □整改	①从事接触直接入口食品工作(清洁操作区内的加工制作及切菜、配菜、烹饪、传菜、餐饮具清洗消毒)的员工未取得有效健康证明； ②患有国务院卫生行政部门规定的有碍食品安全疾病的人员及皮肤有伤口或感染的员工从事直接入口食品制作； ③员工留长指甲、涂指甲油、披散头发； ④员工工作时不穿工作服或工作服不清洁；专间和专区人员加工制作前未更换专用工作服和帽子并佩戴口罩； ⑤员工手表、手镯、手链、手串、戒指、耳环等饰物外露； ⑥员工在加工制作食品前，未洗净手部；专间和专区人员未严格清洗消毒手部； ⑦加工制作过程中，未保持手部清洁； ⑧使用卫生间、用餐、饮水、吸烟等可能会污染手部的活动后，未重新洗净手部	4	

续表

检查项目		检查结果	主要问题	分值	得分
	13.工作服和私人物品管理	□合格 □整改	①食品处理区内加工制作食品的员工使用卫生间前,未脱去工作服; ②专间内员工离开专间时,未脱去专间专用工作服; ③食品处理区存放私人物品	1.5	
	14.布局流程和防护设施	□合格 □整改	①擅自新建、改建、扩建原有功能间区和流程; ②与外界相通的门和可开启的窗等未做到防尘、防蝇、防鼠和防虫; ③所有管道(供水、排水、供热、燃气、空调等)与外界连接处有空隙; ④天花板连接处有空隙; ⑤无有效防鼠设施; ⑥餐饮食品摊贩无防尘、防蝇、防虫的设施	3	
四、人员管理	15.设施设备配置	□合格 □整改	①动物性食品、植物性食品、水产品三类食品清洗池未分类配置; ②食品加工工用具和容器未按"红绿蓝"颜色进行标识; ③未配置拖把等清洁工具、用具的专用清洗水池或设施设备; ④拖把等清洁工具、用具的专用清洗水池设置位置不合理有污染食品的隐患; ⑤食品处理区未设置洗手设施,或其位置不利员工操作,水池附近无洗手消毒方法标识; ⑥公用具数量不能满足经营需要; ⑦加工制作用水的水质不符合要求; ⑧配送有温湿度保存特殊要求食品的使用车辆,不能保证食品安全所需的温度、湿度等特殊要求	4	
	16.专间或专区设施	□合格 □整改	①专间墙裙未铺设到顶; ②专间传递食品的窗口为非可开闭式; ③专间门不能自动关闭; ④设置明沟,地漏不能防止废弃物流入及浊气逸出; ⑤专间未设置独立的空调设施; ⑥专间未配置温度计; ⑦专间未安装空气消毒设施; ⑧专间入口处未配置洗手、消毒、更衣设施; ⑨专间或专用操作区未配置足量专用的工用具	4.5	
	17.设施设备维护	□合格 □整改	①未定期维护食品加工、贮存、陈列等设施设备; ②未定期清洗、校验保温设施及冷藏、冷冻设施; ③未定期更换紫外线灯管、净水设备滤芯、制冰设备滤芯等,无更换记录	1.5	

续表

检查项目		检查结果	主要问题	分值	得分
五、采购运输	18. 采购	□合格 □整改	①采购食品、食品添加剂、食品相关产品未查验相关资质；②采购不符合食品安全标准的食品、食品添加剂及食品相关产品	1	
	19. 索证索票	□合格 □整改	①采购食品、食品添加剂、食品相关产品的，未留存每笔购物或送货凭证；②未如实记录采购的食品、食品添加剂、食品相关产品的名称、规格、数量、生产日期或者生产批号、保质期、进货日期以及供货者名称、地址、联系方式等内容；③未保存相关记录	1.5	
	20. 原料运输	□合格 □整改	①原料运输和盛装食品的容器、工具和设备聚积食品碎屑；②运输过程中，无防尘、防水措施；③食品与非食品、不同类型的食品原料（动物性食品、植物性食品、水产品）混放运输；④将食品与有毒有害物品混装运输	1.5	
	21. 供应商采购评价	□合格 □整改	①未对供货者的食品安全状况进行评价；②未及时更换不符合要求的供货者；③未定期对供货者食品安全状况进行评价	1.5	
六、食品贮存	22. 原料贮存	□合格 □整改	①库房无通风、防潮及防止有害生物侵入的装置；②冰箱外温度显示器损坏未配内置温度计；③冰箱内积霜严重；④设置冷藏（冻）库的，未配置能正确指示库内温度的温度监测装置，冷藏（冻）库内未设置防爆灯；⑤未分区、分架、分类、离地离墙存放食品；⑥散装食品储存（食用农产品除外）未标明食品的名称、生产日期或者生产批号、使用期限等内容；⑦食品添加剂未专柜（位）存放，未标注"食品添加剂"字样；⑧使用食品添加剂的，未配置精确的计量工具；⑨无存放清洗消毒工具和洗涤剂、消毒剂等物品的独立隔间或区域；⑩将食品与有毒、有害物品一同贮存	5	
	23. 贮存管理	□合格 □整改	①不同类型的食品原料（动物性食品、植物性食品、水产品）未分开存放；②不同存在形式的食品（原料、半成品、成品）未分开存放；③未按要求进行冷冻或冷藏贮存；④未及时清理腐败变质等感官性状异常或超过保质期的食品原料、食品添加剂、食品相关产品	2	

检查项目		检查结果	主要问题	分值	得分
七、清洗切配	24.清洗切配	□合格 □整改	①不同类型的食品原料(动物性食品、植物性食品、水产品)未分类清洗或切配; ②盛放或加工制作不同类型食品原料(动物性食品、植物性食品、水产品)的工具(含抹布)和容器未分开使用分类管理、定位存放; ③接触食品的容器和工具直接放置在地面或者接触不洁物; ④在食品处理区内从事可能污染食品的活动; ⑤在辅助区内加工制作食品,在餐饮服务场所内饲养和宰杀禽、畜等动物; ⑥食品原料未洗净使用	3	
八、烹饪加工	25.烹饪加工	□合格 □整改	①使用自制蛋液的,未冷藏保存蛋液; ②烹饪食品的中心温度未达到 70 度; ③油炸类食品用油未定期更换,未定期拆卸油炸设备,进行清洁维护; ④烤制食品时直接接触火焰; ⑤火锅类食品重复使用火锅底料; ⑥糕点类食品使用烘焙包装用纸时,使用有荧光增白剂的烘烤纸	3	
	26.调味品和添加剂使用	□合格 □整改	①盛放调味料的容器感观不清洁,使用后未加盖存放; ②使用容器盛放拆包后的调味品或食品添加剂,在盛放容器上未标明调味品或食品添加剂名称,未保留原包装; ③超范围或超剂量使用食品添加剂; ④在食品中添加药品(按照传统既是食品又是中药材的物质除外)	2	
	27.餐厅高风险食品制售	□合格 □整改	①制售冷食品类食品; ②制售生食类(瓜果除外)食品; ③加工制作鲜黄花菜、野生蘑菇、发芽土豆等高风险食品	3	
九、专间专区	28.专间或专区使用	□合格 □整改	①专间和专区未做到专人加工制作; ②生食类食品未在专间加工; ③裱花蛋未在专间加工; ④中央厨房和集体用餐配送单位的食品冷却、分装未在专间加工; ⑥现榨果蔬汁未在专间或专区加工; ⑦果蔬拼盘未在专间或专区加工; ⑧在专间和专区内从事非清洁操作区的加工制作活动	3.5	

续表

检查项目		检查结果	主要问题	分值	得分
九、专间专区	29.专间或专区设施设备使用	□合格 □整改	①专间每餐(或每次)使用前,未对空气和工作台进行消毒; ②专间内温度高于25度; ③盛放或加工制作不同类型食品原料(动物性食品、植物性食品、水产品)的工具(含抹布)和容器未分开使用分类管理、定位存放; ④专间未使用专用的工具、容器、设备,使用前未使用专用清洗消毒设施进行清洗消毒并保持清洁; ⑤专区未使用专用的工具、容器、设备,使用前未进行消毒; ⑥空调未定期清洗消毒	3	
	30.专间或专区食品传递	□合格 □整改	①未及时关闭专间的门和食品传递窗口; ②蔬菜、水果、生食的海产品等食品原料未经清洗处理传递进专间或专区; ③预包装食品和一次性餐饮具未去除外层包装传递进专间或专区	1.5	
	31.裱花蛋糕加工制作	□合格 □整改	①裱浆和经清洗消毒的新鲜水果未做到当天加工制作、当天使用; ②蛋糕坯未存放在专用冷冻或冷藏设备中	1	
	32.加工用水	□合格 □整改	现榨果蔬汁、食用冰等未按规定使用预包装饮用水、符合相关规定的水净化设备或设施处理后的直饮水或煮沸冷却后的生活饮用水	1	
十、食品留样	33.食品留样	□合格 □整改	①留样容器感观不清洁; ②在留样操作过程中有污染食品的隐患; ③在专用冷藏设备中冷藏存放未达到48小时; ④每个品种的留样量未达到125g以上; ⑤无留样记录	2.5	
十一、备餐供餐	34.备餐	□合格 □整改	餐厅未在专间备餐	1	
	35.供餐管理	□合格 □整改	①加工好的高危易腐食品未在规定时间内食用; ②传递设施(如保温箱、食梯、传递窗等)感观不清洁; ③分派菜肴、整理造型的工具(马勺/餐夹/饭勺/汤勺等)使用前未清洗消毒; ④使用感观不清洁的托盘等工具,员工的手部直接接触食品(预包装食品除外)	2	

续表

检查项目		检查结果	主要问题	分值	得分
十一、备餐供餐	36.配送信息	□合格 □整改	①中央厨房食品配送包装或容器上未标注中央厨房的名称、地址、许可证号、联系方式,以及食品名称、加工制作时间、保存条件、保存期限、加工制作要求等; ②集体用餐配送单位配送食品容器上未标注食用时限和食用方法; ③食品配送前,清洁运输车辆的车厢和配送容器,盛放成品的容器未经过消毒或感观不清洁	1.5	
	37.就餐区管理	□合格 □整改	①垫纸、垫布、餐具托、口布等与餐饮具直接接触的物品未做到一客一换; ②重复使用一次性餐饮具; ③供顾客自取的调味料过期或变质; ④就餐区未设有对外直接可开启的窗户,或未配备必要的通风设施,保持空气流通; ⑤分餐环境感观不洁;	2.5	
	38.外卖配送	□合格 □整改	①餐车/保温箱/物流箱感观不清洁; ②未定期消毒; ③送餐人员未经食品安全培训,无食品配送污染防护知识; ④自建网站餐饮服务提供者未如实记录网络订餐的订单信息,包括食品的名称、下单时间、送餐人员、送达时间以及收货地址; ⑤网上订餐信息保存时间少于 6 个月	2.5	
十二、餐具洗消	39.清洗消毒	□合格 □整改	①未按要求对餐用具进行洗净消毒或清洗消毒后的餐用具感观不清洁; ②在辅助区(如卫生间等)清洗餐用具; ③员工佩戴手套清洗消毒餐用具的,接触消毒后的餐用具前未更换手套; ④使用抹布擦干清洗消毒后餐用具的,抹布未专用,未经清洗消毒,感观不清洁	2	
	40.保洁和使用	□合格 □整改	①消毒后的餐用具未定位存放在专用的密闭保洁设施内; ②保洁设施感观不清洁或存放其他物品; ③使用未经清洗消毒或者清洗消毒不合格的餐用具;	1.5	
十三、环境卫生	41.场所卫生	□合格 □整改	①天花板有裂缝、破损,霉斑、灰尘积聚、有害生物隐匿; ②墙壁有裂缝、破损,霉斑、积垢; ③地面有裂缝、破损、积水、积垢; ④排水设施堵塞和污水倒流; ⑤通风排烟设施有明显污垢; ⑥就餐区空调、排风扇灰尘积聚,地毯污渍严重、包间有异味	3	

续表

检查项目		检查结果	主要问题	分值	得分
十三、环境卫生	42.四害防控	□合格 □整改	①电击式灭蝇灯悬挂在食品加工制作或贮存区域的上方； ②餐饮服务场所内存放杀鼠剂； ③食品库房或食品贮存区域、固定设施设备背面及其他阴暗、潮湿区域存在老鼠、蟑螂等有害生物活动迹象	1.5	
	43.餐厨废弃物管理	□合格 □整改	①废弃物存放容器盖子为手动式； ②餐厨废弃物未分类放置； ③餐厨垃圾未及时清理； ④无索证、协议、回收记录	2	

附件 3:第五届美食嘉年华策划方案

一、活动主题

相约亚运@"味"来。

二、活动地点及时间

考虑到前期问卷调查中员工多人提及希望在多院区举办,本届美食嘉年华活动计划分院区举办三场,活动时间及预计人数如下:

活动院区	活动时间	计划参与人数
庆春院区	5 月 17 日	4800 人
之江院区	9 月 27 日	1500 人
总部一期	11 月 17 日	2500 人

该方案以下内容为庆春院区(5 月 17 日,15∶00—20∶00)场次活动细化。

三、活动组织机构

主办单位:浙大一院膳食部门。

协办单位:党政综合办公室、门诊部(志愿者办公室)、保卫科、宣传中心、基建总务部。

四、入场人员种类及数量

(一)种类

人员种类	得券方式	券种类
本院职工	以个人抢券为主+科室按比例发券	个人电子券
职工家庭	2022 年在膳食科消费 TOP50	4 人家庭电子券

（二）数　　量

入场时间 （每个场次之间空余 10分钟作为缓冲时间）	预约型抢券（张）	按比例发券（张）	合计发券（张）
15：00—15：50	800	200	1000
16：00—16：50	800	200	1000
17：00—17：50	800	200	1000
18：00—18：50	800	200	1000
19：00—19：30	500	100	600
	4人家庭券50张		200
合计			4800张

（四）前期发券

此次美食嘉年华按比例发券和预约型抢券相结合，以预约型抢券为主。

1. 预约型抢券

分时间段抢券，且两个时间段预留空当时间。

2. 按比例发券

在前期抢券基础上，科室按比例分发少量券作为补充，具体分发流程如下：

膳食科—科室负责人或指定人员—下发到科室人员—领券—现场核销券，按比例发券要求可分发不同时间段的券。

（五）前期邀请

拟邀请兄弟医院及第四届美食嘉年华美食档口入驻医院的膳食科主任莅临美食节。

五、活动内容

（一）入　　场

美食节入口处，使用手持扫码核销机对电子券进行核销，核销成功可入场参与美食嘉年华活动,不外带的基础上可在美食区域酣畅任意吃喝,不限制吃喝份数入场时分发手环,凭手环上能量币可在游乐区畅游。

(二)现场规划

1. 美食区

(1)美食区档口规划

档口名称	档口负责人	档口规划	菜品种类
亚运滋味	沈 XX	亚洲各色美食	15 种
宓门小串	宓 XX	串串	20 种
炊金馔玉	严 XX、项 XX	特色小吃	15 种
压卷之作	饶 XX、鲁 XX	特色小吃、卷饼、现烤烧饼	16 种
赣府潮乡	外院	当地特色菜	7 种
熠香蓓甜	谢 XX	西点、饮料、水果、冰激凌、咖啡文创	27 种
火舞滩羊	清真师傅	清真烧烤	8 种
合计			108 种

(2)游乐区

参与者可凭签到手环中的能量币,参与游乐区域及咖啡文化区产品兑换。

游乐设施	游戏规则	所需能量币
真人娃娃机	游戏开始时,参与者在真人娃娃机带动下,降入零食区抓取心仪的零食;在规定时间内,身体升起离开零食区。抓取的零食归参与人员,途中掉落的零食不计入其内 注意:该项目限重 70kg 以下人员	3 个
投投是道	参与者站在指定线外,将沙包投入背景板洞中,即可获得礼品1 份	1 个
篮球机	游戏开始,投篮机进入计时,篮球从机器前部滚落。挡板升起,篮球不再滚落为游戏结束	1 个
冰壶	投手在指定位置投壶,将冰壶球推入得分区,投掷队员需尽量将冰壶滑向圆心	1 个

（3）中岛合影打卡区

采用 Layer 架形式搭建 10m×6m 活动主题合影打卡区，作为氛围渲染。

（4）食客休闲区

设食客就餐位 80 个，配备餐桌椅、垃圾桶、纸巾等用品。

六、活动前期准备

1. 活动主题及现场布置安排

需前期与设计公司对接具体细节并制作现场宣传物料，以及活动现场设备搭建及布置。

2. 设施设备及材料准备

电源设置、水源、大型垃圾桶、冰箱、冷藏车辆、长桌、台布、展示台、菜牌等。

3. 活动周边及造势

道旗、LED 背景屏幕及音响设备、各个档口宣传海报、各档口展位设计。

4. 前期宣传活动及物料准备

前期宣传推文、宣传视频、宣传海报、相关通知发放、院领导邀请函制作及配送。

5. 志愿者招募

前期发布志愿者招募链接，要求为本院职工及退休职工。活动前做好志愿者培训工作配备活动当天志愿者所需物料及活动后志愿者纪念品。对接保卫部安排活动当天所需安保力量，配备对讲机。

七、活动准备工作分工表

序号	分工事项	分组
1	入场口核销机安装	中控组
2	电子入场券与开发公司对接	中控组
3	2022 年膳食科消费 TOP50 统计	中控组
4	家庭电子券发放人员名单统计	中控组
5	活动现场与后厨总协调	中控组
6	紧急医疗联系(急诊科驻派 1 人)	医疗组
7	对讲机设备准备	物资保障组
8	外场物料对接	物资保障组
9	娃娃机奖品、志愿者瓶装饮用水准备	物资保障组
10	内外场所需物资摆放(口罩、手套、纸巾、消毒湿巾、袖套、保鲜膜、矿泉水)	物资保障组
11	桌椅租借(档口内采用会议桌、休闲区桌椅)	物资保障组
12	菜品收集确定	物资保障组
13	菜品分装容器确定,分发规格确定	物资保障组
14	食品留样人员确认,点对点培训	物资保障组
15	各档口使用设备确认	物资保障组
16	各档口菜品出品顺序确认	物资保障组
17	内场所需物料调控(出品食材贴上序号,以便搬运找到对应档口)	物资保障组
18	内场各档口灶头分配	物资保障组
19	内外场运送三轮车借用	物资保障组
20	现场志愿者招募	人员保障组
21	门口票检人员安排及核销机使用培训	人员保障组
22	现场保安配备	人员保障组
23	前期安保人员培训、志愿者培训(确认到场时间,工作内容)	人员保障组
24	工作人员答谢券制作及发放	接洽组
25	各大医院邀请函制作发放电子版、院领导邀请函纸质版制作	接洽组
26	领导及各大医院邀请及邀请函发送	接洽组

续表

序号	分工事项	分组
27	外院接洽、住宿安排,物料报单、灶头分配,生产品种确认	接洽组
28	科室老同志活动邀请	接洽组
29	上一届志愿者活动邀请	接洽组
30	档口名字不干胶贴制作	活动宣传组
31	一次性用品,如贴纸制作	活动宣传组
32	入场手环制作	活动宣传组
33	档口宣传物料制作	活动宣传组
34	活动游玩攻略制作	活动宣传组
35	活动主题确定	活动宣传组
36	文化衫制作、民族服装采购,白色厨师服+高厨师帽及服务员服装穿着要求	活动宣传组
37	美食节推文、内网美食节通知、餐厅营业时间通知、宣传海报制作、LED屏投屏、院周会通知等	活动宣传组
38	拍摄分工:大厨制作和现场拍摄、领导到场场景拍摄、航拍	活动宣传组
39	现场保洁人员配备、垃圾清运	后勤组
40	停车场撤场、车辆清空	后勤组
41	厨房设备供应商、基建科水电现场保障、夜间照明	后勤组
42	电源设置、水源、冰箱,各档口设备二次确认,网络设备提供保障	后勤组
43	冷藏车对接,停放位置确认	后勤组
44	冷藏车及现场车辆停车证申请	后勤组
45	现场工作人员(志愿者、保安、水电等)就餐安排	后勤组
46	活动结束物资归还与搬运	后勤组

八、协调部门

主要协调科室及对接人如下:

科室	内容	膳食科对接人
党政综合办	院领导、兄弟医院邀请	项XX
党政综合办	桌椅借用	曹XX
宣传中心	美食节推文、六号楼LED屏投屏	施XX

续表

科室	内容	膳食科对接人
保卫科	停车场撤场、保安支援	曹XX
基建总务部	现场保洁人员配备、垃圾清运	曹XX
基建总务部	现场水电	林XX
门诊部	志愿者支援	张XX
急诊科	急诊科驻派一名急救人员	项XX

九、现场安排

庆春院区员工餐厅三、庆春院区浙熠咖啡馆、大学路院区餐厅、城站院区浙熠咖啡馆、蓓甜屋暂停营业一天,人员协助美食嘉年华。

现场志愿者协助各档口开展安排志愿者,指导现场就餐者垃圾分类,提倡光盘光瓶。

现场所有物料由施XX向后场林XX叫货后场物料由林XX作为出口点,统一安排人员运送。

十、活动预算

活动费用按年度预算执行。

十一、活动温馨措施

(一)活动前

提前一天可对券获得者以图片形式发布温馨提示与游玩攻略参与该场次前半小时,发布预备进场温馨提示。

(二)活动中

距离该场次活动结束 15 分钟前,推送离场消息。

(三)活动结束

向参加活动的人员推送答谢消息。